배고프지 않으면 먹지 마라

배고프지 않으면 먹지 마라

펴 냄 2011년 1월 5일 1판 1쇄 박음 | 2011년 2월 5일 1판 2쇄 펴냄
지은이 김상만
펴낸이 김철종
펴낸곳 (주)한언
        등록번호 제1-128호 | 등록일자 1983. 9. 30
주 소 서울시 마포구 신수동 63-14 구 프라자 6층(우 121-854)
        전화. 02)701-6616(대) | 팩스. 02)701-4449
책임편집 배상현
디자인 정현영, 양미정, 백은미, 하현지, 김문정
홈페이지 www.haneon.com
이메일 haneon@haneon.com
· 이 책의 무단전재 및 복제를 금합니다.
· 잘못 만들어진 책은 구입하신 서점에서 바꾸어 드립니다.
ISBN 978-89-5596-599-5   13510

배고프지 않으면 먹지 마라

김상만 지음

한길

잘 먹기만 한다고 건강해질까요?
굶는다고 살이 쏙쏙 빠질까요?
중요한 것은 잘 알고 먹어야 한다는 사실입니다.
진정한 배고픔을 안다면 자신의 몸을 알게 됩니다.
배고플 때만 먹는 습관이 인생의 터닝 포인트가 될 것입니다.

Be Healthy to Enjoy Your Life!

CONTENTS

9 **프롤로그** 배고픔을 즐겨야 건강해진다

Lesson 1 배고픔 즐기기
배고픔으로 새로운 삶을 찾은 사람들
16 물만 먹어도 살이 찌는 체질?
22 당뇨병 환자는 왜 배가 자주 고플까?
27 배는 더부룩하고 가스는 빵빵, 그런데 왜 먹게 될까?
29 소는 풀만 먹는데 왜 살이 찔까?
31 아침마다 커피 & 도넛, 그 위험한 유혹

Lesson 2 배고픔 알기
배고픔과 속쓰림 그리고 왠지 모를 허전함에 대하여
36 배는 왜 고플까?
40 배고픔은 왜 느껴야 할까?
42 배고픔은 어느 정도까지 참아야 할까?
43 배고픔, 속쓰림, 허전함을 구별하자
45 비가 오면 왜 빈대떡이 생각날까?
46 감칠맛의 살벌한 비밀
47 후식을 먹어야 소화가 잘될까?

Lesson 3 배고픔 찾기
모래알 속 진주, 배고픔을 찾자!

- 50 진정한 배고픔을 찾자
- 54 먹기 전에 배고픔 정도를 생각한다
- 55 음식에 집중하는 습관을 갖자
- 56 앉아서 먹고, 식후 30분 동안 맛을 즐겨라
- 57 몸과 마음이 편안할 때만 먹는다
- 58 포만감을 느끼기 전에 먹는 것을 멈춘다
- 59 맛있는 것부터 먹어라
- 60 음식을 남겨라
- 62 식욕을 저하시키는 데 도움이 되는 요법

Lesson 4 배고픔 다이어트 전초전
지방을 태우자!

- 66 지방을 분해하는 능력이 있어야 한다
- 67 산소, 산소, 산소!
- 68 염증을 제거해야 살이 빠진다
- 71 해독 작용을 이해해야 한다
- 74 현대인의 질병의 시작 '지방간'
- 77 내 몸이 원하는 비타민과 미네랄
- 88 내 몸을 살리는 마실 거리
- 93 내 몸을 망치는 마실 거리
- 97 내 몸에 좋은 채소, 알고 먹자
- 99 지방을 태우기 위한 운동 Tip

Lesson 5 배고픔 다이어트 실전
내 몸에 딱 맞는 다이어트

102　2도 변화

103　나만의 맞춤 영양치료 찾기

113　전문가와 함께하는 7일 해독 프로그램

124　몸과 마음이 깨끗해지는 장 해독 프로그램

128　모르는 곳까지 치유하는 항염증 프로그램 – 존(zone) 다이어트

136　우리나라 사람에게 알맞은 한방 다이어트

139　마음까지 편안한 채식 다이어트

142　웰빙 시대의 새바람 식초 다이어트

146　과일도 알고 먹자

Lesson 6 다이어트 바로 알기
다이어트에 대한 몇 가지 오해와 진실

156　지방 흡입은 비만인 사람이 해야 한다?

158　굶어야 한다? 원 푸드 다이어트의 불편한 진실

158　비만 치료제, 과연 도움이 될까?

160　늘어진 내 배, 혹시 스트레스 살?

162　무조건 운동하라?

164　담배는 살을 빼준다?

166　**에필로그**　필승 다이어트! 6계명만 알면 된다

173　**부록**　1. 식사 다이어리 2. 운동 다이어리

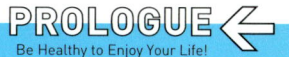

| 프롤로그 |

배고픔을 즐겨야 건강해진다

"오늘 저녁을 배가 고파서 먹었나요?"

대답은 다양하다. "글쎄요, 생각 안 해봤는데…, 배가 고프니까 먹었겠지요", "아니요. 점심을 늦게 먹었는데 저녁 약속이 있어서 그냥 먹었어요", "저는 배가 고파서 먹기 보다는 음식이 보이면 일단 먹어요", "과자나 커피를 달고 살아서 그런지 배고플 때마다 찾아서 먹지는 않아요" 등 20년 가까이 비만 클리닉에서 일하다 보니 각양각색의 대답을 듣는다. 주목할 만한 것은 각자 이유나 대답은 다르지만 정말 배가 고파서 밥을 먹는 사람은 드물다는 점이다. 여러 가지 이해관계 속에서 바쁘게 살아가는 현대인들에게는 어쩌면 당연한 일일지도 모른다. 삼시 세끼를 꼬박 챙겨 먹기 보다는 쓸데없는 군것질로 배를 채운다. 게다가 일정치 않은 식사 시간 때문에 몰아서 과식을 하거나 때로는 쫄쫄 굶는 방식으로 하루를 버티기 마련이다. 뱃속 신호에 무뎌진 나머지, 밥을 먹는 타이밍과 밥의 양의 '적정치'를 잊게 된다. 그런데 현대인의 질병 대부분은 진정한 배고픔을 모르는 데서 시작된다고 하면 놀랄 것이다.

　1998년 통계청 자료를 보면 심혈관질환으로 사망하는 사람이 암으로 사망하는 사람보다 많다고 한다. 심혈관질환의 원인은 주로 고혈압, 당뇨병, 비만 그리고 흡연이다. 고혈압, 당뇨병의 근본적인 원인도 과체중이나 비만에서 발생하는 고지혈증인 것을 감안하면 실질적으로 비만과 과체중이 심혈관질환의 원인이라고 볼 수 있다. 2010년 현재, 세계 인구 68억 명 중 무려 16억 명 가량이 비만과 과체중이며 세계 보건 기구(WHO)가 신종 플루와 더불어 21세기 신종 전염병으로 진단할 만큼 비만은 심각한 사회적 문제다. 우리나라도 점점 서구식 식단에 노출되면서 비만 인구가 급격히 늘어나고 있다. 국민건강보험공단의 자료에 따르면 2008년 건강검진자 988만 명 중 324만 명이 비만으로 진단되었으며 이와 더불어 검증 안 된 각종 비만 치료제와 시술들이 난무하고 있는 실정이다. 비만은 단순히 체중으로 좌우되는 것은 아니다. 몸매의 문제를 넘어서서 '마른 비만'이라는 내장 비만, 비만으로 인한 각종 합병증, 심지어 우울증으로까지 번져 큰 문제가 되고 있다.

　그런데 비만이 진정한 배고픔을 모르는 것과 무슨 관계가 있을까? 본론으로 들어가기 전에 '맛보기'로 알아보자.

　최근 비만을 '대사증후군'이라는 말로 표현하기도 한다. 지방을 에너지로

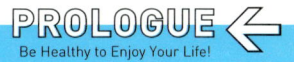

활용하지 못해서 생기는 병이라는 것이다. 이러한 질환은 잘못된 생활 습관 때문이다. 잘 움직이지 않고, 많이 먹고, 자극적인 것을 좋아해서다. 그런데 왜 지방을 에너지로 만들지 못하게 되었을까? 바로 배고픔을 잊어버렸기 때문이다. 건강한 사람은 음식을 먹고 필요한 에너지를 충분히 만들 수 있다. 음식을 먹고 에너지를 만들고 남은 건 지방조직에 저장했다가 필요할 때 꺼내 쓰는 것이다. 그래서 지방조직은 일종의 은행 역할을 한다. 돈 대신 에너지원을 저축하는 것이다. 문제는 현대인은 지방을 축적하고 사용하는 과정에 문제가 생길 수밖에 없다는 것이다. 그 이유를 살펴보자.

첫째, 배고픔을 느끼기 전에 먹는다. 바쁘게 살면서 먹는 시간은 정해져 있고 빨리 먹어야 하며 시간 약속을 정해놓은 채 먹고 있다. 이러한 환경에서는 몸속의 에너지를 소비하기 전에 또 새로운 에너지원이 들어오기 때문에 저장된 지방조직에서 에너지로 바꾸는 과정이 필요 없어진다.

둘째, 먹을 것이 너무 많다. 지방이 분해되는 과정에는 적어도 1시간 정도가 필요하다. 그런데 주위에는 먹을 것이 너무 많고 또 먹어야 할 이유도 많다.

셋째, 지방이 에너지로 바뀌는 과정에는 호르몬과 효소가 필요하며, 이때 많은 미네랄과 비타민이 필요하다. 그런데 현대인이 주로 먹고 있는 음식에는 이러한 영양소가 상대적으로 부족하다. 이 때문에 지방이 에너지로 이용되지 못하고 쌓이고, 이것이 오래되면 지방을 분해하는 과정이 퇴화되는 것이다. 결국 지방조직은 속이 꽉 차 더 이상 지방을 받아들이지 못하게 되고, 혈액 속에 지방함유율이 높아지는 고지혈증이 생긴다. 고지혈증이 심화돼 지방이 혈관에 축적되면 동맥경화가 일어나고 혈관의 탄력이 떨어져서 고혈압이 된다. 여기서 끝이 아니다. 혈압이 높아지면 혈관내벽이 찢어지고 혈전(피딱지)이 생겨 혈관이 좁아진다. 또한 꽉 찬 지방에는 포도당이 들어갈 자리도 없다. 그러면 혈액 내 당은 많아지고 당뇨병과 여러 가지 심혈관질환이 생기게 된다. 현대인을 위협하는 가장 위험한 적인 심혈관질환이 단 한 가지 배고픔을 참지 못하는 것에서 시작되는 것이다. 따라서 무조건 몸에 좋다고 많이 먹는 것이 아니라 배고픔을 느끼면서 자신에게 적합한 양과 영양소를 골라 먹는 것이 중요하다.

같은 약이라 해도 언제 어느 때 먹는가에 따라 효과는 천양지차다. 아무리 몸에 좋은 음식인들 제대로, 잘, 적당히 먹지 않으면 도루묵이 된다. 자신의 몸에 맞는 음식을 알아야 하고, 왜 몸에 좋은지 그 원리를 알고 먹는다면 음식은 보약이 될 수 있다. 특히 먹어야 할 때와 먹는 것을 멈춰야 할 때를 구분함과 동시에 '적당히' 먹는다는 것이 얼마나 중요한지 깨닫는다면 비만은 점점 나와 먼 것이 될 수 있다.

이 책에서 강조하고픈 것은 잘 먹는 것이 아니라 '잘 알고 먹어야 한다'는

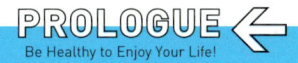

점이다. 그것도 그냥 '잘'이 아니라 '자~~~알'이다. 무작정 잘 먹고 잘 사는 것이 최고인마냥 여겨지던 시대는 끝났다. 자신을 알고, 먹거리의 장단점을 잘 알며, 자신과 먹거리 간의 궁합 그리고 먹는 순간부터 몸속에서 각종 효능을 다할 때까지 그 과정을 안다면 '잘 알고 먹는' 실천은 수월해질 수 있다. 이러한 바람과 함께 이 책의 1장에서는 몇 가지 사례를 들어 '자~~알' 먹어야 하는 이유와 그 방법을 소개한다. 2장에서는 진정한 배고픔이 무엇인지 알아보고, 3장에서는 배고픔을 즐기며 건강하게 먹는 법을 설명한다. 이를 바탕으로 4장에서는 지방을 태우는 법과 우리 몸을 살리고 망치는 것들을 소개하며, 5장에서는 각자의 특성에 맞는 다이어트 방법을 알아본다. 마지막으로 6장에서는 다이어트에 대해 많은 사람들이 오해하고 있는 부분과 그 진실에 대해 살펴본다.

지금은 툭 튀어나온 배가 인격과 부를 상징하던 시대가 아니다. 못 먹어서 버짐이 필 정도로 궁핍한 상황도 아니다. 밥심으로 일한다며 머슴처럼 밥그릇이 넘치도록 먹는 것은 무식한 오기에 지나지 않는다. 적은 양도 효과적으로 먹는 방법, 같은 양도 몸에 좋은 음식을 먹는 방법, 가끔은 뱃속을 비워 몸속 독소를 제거하는 방법이 필요한 때다.

끝으로 다시 한 번 강조하고 싶다.

"정말 배고플 때만 드세요, 그럼 건강해집니다!"

LESSON 01
배고픔 즐기기
배고픔으로 새로운 삶을 찾은 사람들

Lesson 1 배고픔 즐기기
배고픔으로 새로운 삶을 찾은 사람들

◉ 물만 먹어도 살이 찌는 체질?

올해로 서른 살, 중학교 선생님인 K 씨가 필자를 찾아왔다. 한눈에도 얼굴이 뽀얗고 피부가 고운 것이 살만 빼면 미인형이었다. 첫 만남에서 그녀는 다짜고짜 필자에게 "선생님은 물만 먹어도 살이 찐다는 말을 믿으세요?"라고 질문을 던졌다. 필자가 그냥 빙그레 웃자 그동안에 자신에게 있었던 일을 털어 놓았다.

164cm에 74kg, 아직 미혼인 그녀는 20대 초반부터 꾸준히 다이어트를 했지만 줄지 않는 몸무게 때문에 고민하고 있었다. 그래도 중학교 때까지는 '얼짱'이었고 무용을 할 정도로 날씬한 몸매였다고 한다. 고2 때까지는 48~49kg를 유지했다고 하니 얼마나 예뻤을까. 그때까지만 해도 집안에 살찐 사람도 없고 운동도 열심히 했었기에 살이 찐다는 생각은 전혀 하지 않았다고 한다. 오히려 주변에 뚱뚱한 사람을 보면 식탐이 많고 게으른 사람

이라고까지 여겼다. 그런데 문제가 생겼다. 고2 겨울방학 때 발목 인대가 늘어나 무용을 그만두게 된 것이다. 그때부터 그녀는 입시를 위해 공부를 하기 시작했다. 운동량이 준 데다 공부하면서 야식까지 먹으니 체중이 느는 것은 당연지사. 옷도 살 필요가 없고 주로 트레이닝복을 입고 있어 살이 붙는 것도 몰랐다고 한다.

"합격만 하면 이깟 살쯤 언제든 뺄 수 있어. 기다려라, 일단은 합격이다."

열심히 공부한 덕분에 그녀는 명문대 일어학과에 합격했고 곧바로 근처 피트니스 센터에 등록했다. 두근거리는 마음으로 체중계에 올라서는데… 결과는 68kg, 33 inch.

'으악! 그래, 나는 정신력이 강한 아이야. 입학 전에 확실히 뺄 수 있어.'

굳게 다짐한 K 씨는 입학하기 전 겨울 이를 악물고 다이어트를 했다고 한다. 저녁 대신 쓰디 쓴 한약을 먹고 하루 2시간씩 운동을 하면서. 그 결과, 3개월 동안 무려 12kg 감량에 성공했고 자신감에 가득 차 입학식에 갈 수 있었다.

'이대로라면 48kg도 문제없어!'

그러나 체중은 더 이상 줄어들지 않았다. 입학을 하고 나서 신입생 환영회, MT 등 매일 늦게까지 계속된 술자리와 무절제한 생활 때문에 여름 방학 무렵엔 다시 62kg. 할 수 없이 다시 다이어트를 하기로 한 그녀, 더위 때문에 당시 유행하던 덴마크식 다이어트를 택했다. 결과는 1개월간 10kg를 감량한 52kg.

'역시 나야. 자신감 충전 완료!'

그러나 거기까지였다. 그녀는 이때가 자신이 성인이 된 후 가장 적은 몸무게였다고 했다. 이후 체중이 늘 때마다 불안한 마음에 조금씩이라도 운동을 계속하려고 했고 음식도 조금씩만 먹으려 노력했다. 그러나 굳은 마음도 잠시, 잠깐 노력해서 2kg 뺐다가도 시험 기간 동안 조금 방심하면 다시 5kg 찌기를 반복, 급기야 졸업할 때 체중은 68kg! 고3 때 몸무게로 다시 돌아가 버렸다.

그녀는 마음을 고쳐먹었다. 취업은 해야 한다는 생각에 죽을 각오로 다이어트에 돌입했다. 그러나 결과는 '역시나'였다. 결국 다이어트를 포기하고 공무원과 교원임용고시에 도전했다.

2년여의 시험 준비 끝에 중학교 선생님이 된 그녀, 그동안 외면했던 몸무게를 다시 재보았다. 결과는 72kg! 웬만한 성인 남자의 몸무게였다. 경악을 금치 못한 그녀는 눈물을 머금고 다시 다이어트에 돌입했다. 이후 운동이라면 관절염에 걸릴 정도로 했고, 다이어트라면 안 해본 것이 없었다. 그러나 의지가 부족한 탓인지 아니면 방법이 문제였는지 번번이 다이어트에 실패했다. 혹시 몸에 이상이 있을지도 모른다는 생각에 병원을 찾아 갑상선 호르몬 검사를 해봤지만 그것도 정상이었다. 늘어나는 체중, 학생들의 따가운 눈총, 뒤에서 수군거리는 소리. 살이 찐 것이 아니라 부은 것이라고 위로해 보지만 어쩌랴, 현실인 걸!

K 씨는 말을 아주 재미있게 하는 분이었지만 그녀의 표정에서 그간의 고통이 전해졌다.

그녀는 정말 운동하지 않고 먹기만 해서 살을 빼지 못했던 것일까? 그러나 K 씨와 같은 경우라면 무조건 굶거나 관절염이 생길 정도로 운동을 해도 결과는 '실패'다.

이때는 비만 치료에 다른 시각이 필요하다.

비만은 단순히 체중이나 체지방이 많은 상태가 아니다. 정확히 말하면 지방을 쌓아 놓기만 하고 분해해서 에너지로 만드는 능력을 잃어버린 상태다. 그래서 운동을 해도 살이 빠지기는커녕 힘들기만 하고, 음식 섭취를 줄이면 근육량만 줄어드는 '물만 먹어도 살이 찌는 사람'이 되는 것이다. 이러한 사람은 기존의 다이어트 방법을 과감히 포기해야 한다. 가장 중요한 것은 지방을 에너지로 사용할 수 있는 몸을 만드는 것이다. 몸이 먼저 준비가 되지 않은 상태에서 약물이나 운동을 해봐야 효과는 미진할 수밖에 없다.

우선 자신의 상태를 정확히 알아야 한다. 비만의 원인은 주로 만성 스트레스나 만성 염증(알레르기, 관절염, 비염) 등이다. 스트레스를 받으면 많은 에너지가 필요하고 스트레스에 적응해야 하므로 혈당을 올려서 에너지를 공급하는 부신 호르몬이 많이 필요하게 된다. 그런데 문제는 현대인의 생활 패턴이 육체적인 것 보다는 머리를 많이 쓴다는 점이다. 뇌는 지방과 단백질을 에너지로 이용하지 못하고 당(포도당)만을 에너지로 사용한다.

K 씨의 사례도 마찬가지다. 운동을 그만두고 대학 입시에, 임용고시에 스트레스를 받으며 머리만 쓰다보니 비만의 덫에 걸린 것이다. 그녀는 임용고시를 준비할 때 도넛과 커피를 즐겼다고 한다. 정말 매혹적인 아침 식사가 아닐 수 없다. 그러나 커피와 도넛에는 코티졸이 다량으로 들어 있다. 코티졸이란 혈당과 혈압을 일정하게 유지시키고 스트레스를 극복할 때 반드시 필요한 호르몬이다. 과다한 스트레스에 시달리는 현대인들에게는 피하기 어려운 유혹이다. 문제는 코티졸이 많이 함유된 음식을 지나치게 먹으면 여러 가지 위험 신호가 생긴다는 것이다.

첫째, 저장된 지방을 에너지로 사용하는 기능이 퇴화된다. 저장된 지방을 에너지로 사용하기 위해서는 많은 호르몬과 효소가 필요한데, 커피와 도넛 같이 탄수화물로만 이루어진 단순 식단은 혈당을 상승시켜 뇌에만 에너지를 공급해 필요한 호르몬과 효소를 생성할 수 없기 때문이다. 그뿐만 아니다. 축적된 에너지를 이용할 수 없어 혈당을 단시간에 올릴 수 있는 단순당에만 의존하는 '탄수화물 중독'에 빠진다. 그러면 혈당을 올리기 위해 폭식을 하게 되고 이 과정에서 남는 혈당은 또 지방으로 축적되는 악순환이 거듭된다. 살이 찔 수밖에 없는 시스템이다.

둘째, 스트레스는 이러한 과정을 더욱 악화시키고 부신의 기능을 점점 저하시킨다. 스트레스를 받게 되면 부신 기능을 남용하게 되고 부신의 기능이 고갈되면 에너지 저하가 나타나므로 이를 보상하기 위해 많은 양의 식사를 하게 된다. 그렇다고 억지로 참으면 근육에 저장된 아미노산을 에너지로 사용하기 때문에 근육이 빠지게 된다. 특히 비타민과 미네랄이 상대적으로 부족한 인스턴트 식품, 패스트푸드를 섭취하게 되면 일시적으로는 에너지가 생길 수 있지만 나머지 에너지는 복부에 저장돼, 내장지방이 쌓인다. 따라서 비만 치료를 시작할 때 무조건 굶는다거나 운동을 하기보다는 자신의 원인을 정확히 파악하는 것이 우선이다.

K 씨의 경우 지방을 에너지로 이용하지 못하는 상태였으며 원인은 스트레스와 잘못된 다이어트 방법이었다. 그래서 맞춤식 비만 치료를 감행했다. 먼저, 지방을 에너지로 이용할 수 있도록 대사를 교정했다. 호르몬의 균형을 찾고 그녀에게 필요한 비타민과 미네랄을 공급했다. 다행히 검사 결과, 호르몬의 불균형은 없었으며 부족한 미네랄(마그네슘과 아연, 철분 등)과 비타민(비타민 B, C)을 공급했다.

문제는 그녀의 몸을 지방을 이용할 수 있는 몸으로 변화시키는 과정이었는데, 이 과정은 일정한 시간을 두고 식욕억제제 없이 배고픔을 참는 기간이 필요하다. 이를 위해 앞서 이야기한 '배고픔 조절 행동치료'를 하면서 배고플 때만 식사를 하게 하는 방법을 사용했다. 그리고 배고프기 시작한 후부터 30분을 참다가 밥을 먹으라고 했다.

처음 일주일 동안은 매우 힘들어했다. 그러나 차츰 적응하기 시작했고 피곤함과 저혈당 증상이 사라지면서 운동을 병행하게 했다. 그러자 변화가 나타났다. 한 달에 1~2kg 씩 살이 빠지기 시작했으며 1년 후에는 무려 11kg이 빠졌다. 물론 1년 동안 감기도 걸리고 담임 업무를 맡아 스트레스도 많이 받았지만 이때마다 자신의 감정을 다스려가면서(가끔은 필자와 상의를 하면서) 꾸준히 노력했다. K 씨는 무엇보다 먹을 것을 먹어가면서 체중이 빠진다는 것에 기뻐했다. 체중이 약간 늘어도 더 이상 불안해하지 않고 '있을 수 있는 일'로 여겼다. 다이어트를 하는 것이 아니라 건강관리를 하고 있다는 긍정적인 생각을 하게 된 것이다.

1년 만에 11kg 감량. 덤으로 비만 스트레스로부터 해방! 멋지지 않은가?

◉ 당뇨병 환자는 왜 배가 자주 고플까?

"저는 혈당이 높은데도 왜 배가 자주 고플까요?"

당뇨병 환자가 자주 하는 질문이다. 일반적으로 혈당이 떨어지면 배가 고프다고 알고 있는 분들이 많을 것이다. 그런데 당뇨병 환자의 경우 배가 고플 때 혈당을 측정해도 100mg/dl 이상으로 정상인보다 높다. 이러한 현상은 왜 나타나는 것일까? 당뇨병이 있는 사람들은 정상인과 어떤 차이가 있는 것일까?

2년 전, 40대 남성 비만 환자가 건강검진에서 당뇨병으로 진단받고 내게 이런 질문을 한 적이 있다.

"저는 많이 먹어도 배가 자주 고프고 항상 피곤했는데 당뇨병과 배고픔 그리고 피로는 어떤 관계죠?"

이 질문의 답을 알기 위해서는 먼저 당뇨병을 이해해야 한다. 당뇨병은 한마디로 요약하면 인체의 세포에서 당을 에너지로 전환시키지 못하는 병이다. 당뇨병은 인슐린 의존성(1형), 비의존성(2형)으로 구별할 수 있는데, 결론적으로 당을 세포 속으로 들어가도록 문을 열어주는 인슐린이라는 호르몬이 부족하거나(인슐린 의존성) 인슐린이 많아도 세포에서 에너지로 전환시키지 못하는(인슐린 비의존성) 경우로 나뉜다. 혈액 속에 있는 당은 세포로 들어가지 못하고 에너지로 변하지 못하기 때문에 자주 피곤하고, 결과적으로 혈액 속의 남는 당은 물과 함께 소변으로 나오게 되는 것이다. 따라서 혈당은 높지만 세포에는 당이 없어 힘이 없을 수밖에 없다. 또 체내의 물이 밖으로 계속 배출되기 때문에 피로감은 더해진다.

  그래서 당뇨병 환자들은 혈당이 높아도 계속 먹게 돼 혈당이 높아지는 것이다. 이 과정에서 과잉된 당은 지방으로 다시 몸속에 쌓인다. 결국 살이 찌는 것이다.

  당뇨병 환자는 혈당강하제와 같이 인슐린 분비를 자극하는 약물을 사용하면 혈당을 정상화시킬 수는 있다. 하지만 식사와 운동 요법을 병행하지 않으면 체중은 점점 더 늘어나고 나중에는 더 이상 혈당강하제에 반응이 없어져 인슐린 주사를 맞아야만 한다.

  이 환자는 170cm, 82kg의 인슐린 비의존성(2형) 당뇨병 비만 환자였다. 그래서 우선 식이 요법과 운동 요법을 병행하기로 했다. 심장이나 혈압은 정상이었기 때문에 특별한 운동 처방 없이 규칙적으로 하루 40분씩 자신이 좋아하는 운동을 하도록 했다. 다른 당뇨병 환자들처럼 무조건 음식을 적게 먹도록 하는 것은 사회생활을 해야 하는 남자들에겐 버거운 일이기 때문에 배고픔을 덜 느끼게 해서 자연적으로 식사량을 줄이는 방법을 선택했다.

  당뇨병 환자가 피로감을 느끼는 것은 세포 속에서 에너지가 만들어지지 않기 때문이지만 배고픔은 혈당 변화와 관련이 있다. 반드시 저혈당으로 배가 고파지는 것이 아니라 혈당의 변화가 심해지면 저혈당 신호가 뇌에 전달돼 배고픔을 느끼기 때문이다. 즉 혈당이 200mg/dl였다가 100mg/dl(정상혈당)로 떨어지면 저혈당 증상이 발생한다. 이때 혈당을 다시 상승시키기 위해 교감(자율)신경이 흥분되어 화가 나고 가슴이 두근거리며 집중력이 떨어지게 된다. 따라서 배고픔을 줄이기 위해서는 혈당의 변화를 줄이는 것이 관건이다.

첫째, 음식을 조금씩 여러 번 먹어야 한다. 물론 배가 고플 때만 먹는 것이 중요하지만 혈당을 일정하게 유지하지 못하는 당뇨병 환자에게는 혈당 변화를 적게 하는 것이 일차적인 목표기 때문이다. 절대 많은 양을 먹어서는 안 된다. 자신의 체중 1kg당 30kcal정도만 먹는다. 예를 들어 몸무게가 60kg인 사람이라면 1800kcal 정도만 먹어야 한다는 것이다.

둘째, 인슐린의 분비를 자극하는 단순당의 섭취는 가능한 한 줄여야 한다. 단순당(가공해서 당도를 높인 사탕, 설탕, 시럽, 밀가루 음식, 쌀가공 음식 등)은 인슐린 분비를 지나치게 늘리기 때문에 저혈당을 일으키고 반발 작용으로 혈당을 상승시키기 때문이다. 그리고 반드시 운동을 병행해야 한다. 운동은 당이 세포 속으로 들어가는 것을 촉진하기 때문이다. 운동 전후 1시간 전에는 가능하면 음식물은 먹지 않는 것이 좋다. 음식을 먹은 직후 운동을 하면 먹은 음식을 바로 운동 에너지로 사용하므로 체내에 저장된 에너지를 쓰지 못한다. 그리고 운동 후에도 가능하면 음식 섭취를 하지 말고 저장된 지방 에너지를 태우도록 시간을 두어야 한다. 적당한 수분은 섭취해야 한다. 개인차가 있지만 보통 식사 외에 200cc 물컵 4~6컵 정도를 먹는 것이 좋다. 이때 찬물은 지방이 타는 것을 방해하기 때문에 가급적 삼가야 한다.

  이 환자는 이 같은 방법으로 3개월 동안 꾸준히 노력했다. 체중을 6kg 정도 감량 했고 혈당은 공복 혈당이 102mg/dl(정상 90~110mg/dl), 지속적인 혈당 상태를 체크하는 당화혈색소(HbA1C)는 6.7g/dl(정상 5.1~6.1)이었다. 그리고 혈당이 적정 수준으로 낮아져 정상적인 배고픔을 느끼게 되었다. 그래서 이후에는 정상적으로 배고픔이 있을 때만 식사를 하게 하고 지속적으로 운동할 것을 권장했다.

  그리고 놀라운 일이 벌어졌다. 2년 후 건강 검진에서 170cm/82kg에서 68kg의 날렵한 몸매를 찾았고 정상적인 혈당을 유지하게 되었기 때문이다. 지금도 이 환자는 배고플 때만 먹으며 운동을 생활화하고 있다. 당뇨병 환자들은 자칫 우울증에 걸릴 수도 있다. 당뇨병이라는 것이 평생을 관리해야 하는 것이고 완치가 어려운 질병이기 때문이다. 그래서 혈당 관리와 함께 늘 긍정적인 생각을 하는 것이 중요하다. 이 환자가 이처럼 효과를 볼 수 있었던 것은 배고픔을 느끼는 요법과 함께 늘 완치될 수 있다는 긍정적인 생각을 가졌기 때문이다.

◉ 배는 더부룩하고 가스는 빵빵, 그런데 왜 먹게 될까?

30대 중반의 통통한 여성이 진료실을 방문했다. 늘 피곤하고 소화가 안 되며, 몸이 잘 붓고 자꾸만 체중이 는다고 했다. 신장 기능이나 내시경과 같은 검사에도 아무런 이상이 없었는데 증상이 호전되지 않아서 클리닉을 찾아왔다고 했다. 환자 입장에서 정말 답답할 것이다. 이유도 모른 채 계속 살이 찌니 말이다. 이런 경우 보통 기능성 위장장애나 특발성 부종일 때가 많다.

간혹 이러한 환자 중에는 배에 가스가 많이 차 있고 배가 부른 상태인데도 배가 고파서 음식을 먹게 된다고, 자신이 정말 한심하다고 호소하는 경우가 있다. 사실 여러분도 이런 경험이 한두 번쯤은 있을 것이다. 특히 배변을 규칙적으로 보지 못하고 항상 장에 가스가 찬 느낌을 갖는 사람이라면 더욱 동감할 것이다.

변이 배설되지 않고 장에 오래 머물면 장 운동이 활발하게 이뤄지지 못해 변 속의 독성 물질들이 장으로 흡수된다. 이 독성 물질들은 간을 통해 전신으로 퍼져 면역 반응과 염증 반응을 일으킨다. 이 때문에 몸이 붓고 여기저기 쑤시며 가스가 차는 듯한 증상이 발생하는 것이다. 간혹 이것을 숙변이라고 하기도 하는데, 실제로 숙변은 육안으로 볼 수 없다. 설명을 쉽게 하기 위해 사용하는 용어일 뿐이다.

서양 의학에서는 이를 '장내 독소(endotoxin)', '새는 장 증후군(Leaky gut

Syndrome)'이라고 한다.

　장내 독소를 가진 사람이 공복감을 느끼는 이유는 대장에 공복감을 완화하거나 포만감을 느끼게 하는 물질이 없기 때문이다. 공복감과 포만감은 뇌와 위장관의 상호 작용에서 느끼게 된다. 위장관에서는 음식물이 들어오면 그렐린, 콜레시스토키닌(CCK), 글루카곤과 같은 다양한 펩타이드가 분비된다. 이것이 뇌로 전달되어 식욕 중추를 자극해 공복감을 해소하거나 포만감을 느끼게 하는데, 이러한 물질은 대부분 대장이 아닌 위와 소장에서 분비된다. 그러므로 변비 환자들은 아랫배가 더부룩하더라도 공복감을 느끼는 것이다.

　이 경우 먼저 장 치료를 해야 한다. 그러려면 하루 종일 물과 배변에 도움이 되는 약물을 먹고 일단 장을 비워야 한다. 이후 장에 해로운 세균을 제거하는 약물을 복용한 뒤, 물과 장을 자극하지 않는 음식을 먹으면서 유산균을 섭취해야 한다. 치료가 끝났어도 규칙적인 식사 습관과 배변 습관을 갖도록 꾸준히 노력해야 한다. 특히 장내 독소를 가진 환자들은 활동량이 적고 물을 잘 먹지 않는 경우가 많은데, 물은 음식에 포함된 수분 이외에 하루 1리터 이상을 먹는 것이 좋다. 커피와 같은 카페인 음료는 이뇨 작용이 있어서 오히려 수분을 빼앗아가므로 삼가는 것이 좋다.

　이 환자는 장 치료 후 4주 만에 뱃살이 무려 2인치나 빠졌다고 주위에 자

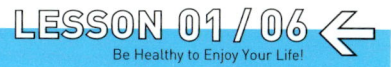

랑하고 다닌 기억이 난다. 특히 뱃속이 꽉 찬 듯한 느낌에서 벗어나 정상적인 배고픔을 알게 되었다고 한다. 하지만 방심은 금물! 꾸준한 노력은 필수다. 잠시라도 방심하면 이러한 증상은 또 나타난다는 것을 명심하자.

◉ 소는 풀만 먹는데 왜 살이 찔까?

어떤 환자가 조금 심하다 싶을 정도로 나온 배를 움켜쥐며 물었다.

"나물이나 음식을 할 때 들어가는 참기름이나 들기름 외에는 전혀 지방을 먹지 않아요. 근데 왜 살이 찌나요?"

나는 웃으면서 "소는 풀만 먹어도 살이 찌잖아요"라고 대답했다. 특별히 고기를 먹지 않고 채식을 하는데도 살이 찌는 이유는 뭘까? 물론 곡류와 채소에도 식물성 지방이 들어 있기도 하지만 쌀과 밀가루에 있는 탄수화물이 지방으로 전환되기 때문이다. 당연한 말이지만 탄수화물과 채소도 많이 먹으면, 과잉된 당은 지방으로 저장된다. 전환 정도는 동물에 따라 다르다. 돼지가 60%가량으로 가장 높고, 사람은 20~30%정도라고 한다. 많이 먹을수록 과잉된 당은 지방으로 저장되는 것이다.

그렇다면 음식 섭취와 배고픔은 어떤 관계가 있을까?

음식를 섭취해서 배고픔이 없어지려면 두 가지 조건을 충족시켜야 한다.

일단 장에 음식물이 차고 혈당이 올라가야 된다. 기름진 음식은 장에 오래 머물기 때문에 장을 배부르게 하는 데는 가장 좋지만 지방에서 당으로 전환되는 시간이 필요하기 때문에 무언가 허전한 느낌이 있다. 이러한 허전함을 달래려면 탄수화물을 섭취해야 한다. 우리가 뷔페에서 갈비나 여러 가지 음식을 많이 먹어도 뭔가 허전해서 케이크를 먹게 되는 것은 바로 이런 이유에서다. 뷔페에서 음식을 적게 먹으려면 달콤한 음식을 먼저 먹고, 많이 먹으려는 욕심이 있다면 기름진 육류를 먼저 섭취하는 것이 좋다. 또한 식후 배고픔이 다시 나타나는 것은 저장된 지방이 아닌 당이 축적된 형태인 글리코겐이 부족해져서 생기는 증상이다. 그러므로 지방은 포만감(satiety)을 느끼는 데 어느 정도 관여하지만 공복감(satiation)을 결정하는 것은 탄수화물이다.

　가끔 기름진 음식을 많이 먹어도 살이 찌지 않는 사람이 있다. 이건 팔자다. 지방을 분해해서 에너지를 만드는 과정이 유전적으로 발달한 사람이 있기 때문이다. 같은 양을 섭취하더라도 지방을 더 많이 분해하므로 살이 덜 찌는 것이다. 흔히 말하는 '이기적인 유전자'다. 하지만 이 유전자만 믿고 평생 살이 안 찔 것이라고 착각해서는 안 된다. 염증이나 여러 환경적인 요인에 의하여 변할 수 있기 때문이다.

🔵 아침마다 커피 & 도넛, 그 위험한 유혹

"저는 아침을 먹지 않아요."

비만 클리닉에 찾아오는 환자들이 자주 하는 말이다. 보통 회사원들인 이들은 점심을 직장 동료와 함께 하고 저녁은 일주일 중에 반은 회식, 반은 집에서 먹는다고 한다. 현대인들에게 가장 흔한 생활 패턴이라고 할 수 있다. 하지만 여기에 함정이 있다. 바로 설탕과 크림이 잔뜩 들어간 모닝 커피다.

필자가 유럽에 갔을 때다. 이른 아침, 커피 전문점에 사람들이 줄을 길게 서 있는 게 궁금해 학회장에 가기 전에 후배와 같이 그 커피를 한 잔 마신 적이 있다. 신기한 것은 오전 내내 배가 고프지 않았다는 것이다. 듣자니 대부분의 유럽 사람들이 이것을 아침 식사 대용으로 이용한다고 했다. 유럽뿐만이 아니다. 우리나라 직장인들도 이런 습관을 가진 사람이 점점 늘고 있다.

개인적으로 커피를 좋아하지는 않는다. 하지만 아침 식사를 거르는 날에는 커피 전문점의 무설탕 커피보다는 국산 브랜드의 믹스커피를 즐겨 먹는다. 언젠가 미국 보스턴에서 단기 연수를 하고 있을 때, 매일 아메리칸 스타일의 숭늉 같은 커피만 마시다보니 한국의 자판기 커피가 뼈에 사무치게 그리웠다. 그래서 지금은 여행에도 믹스커피를 가지고 다닌다. 노력은 하고 있지만 나도 탄수화물 중독증일 가능성이 다분하다.

이른바 '탄수화물 중독증'은 현대인에게 가장 흔하게 나타날 수 있는 현상이다. 수렵시대에 살던 사람들은 정신적인 활동보다는 육체적인 활동을 많이 하며 살았고 저장 문화가 발달되지 않았기 때문에 항상 사냥을 해야 했다. 이러한 시대에서는 몸속에 에너지를 오래 저장할 수 있는 기름진 육류를 주로 섭취했다. 실제로 몽고인이나 에스키모처럼 아직도 유목이나 수렵으로 살아가는 사람들은 육류를 주로 섭취하고 있다.

  오늘날은 상황이 다르다. 현대인은 육체적인 활동보다는 정신적인 활동을 많이 하기 때문에 뇌가 활발히 활동한다. 문제는 여기서 발생한다. 뇌는 단백질이나 지방을 직접 에너지로 사용하지 못하고 탄수화물만을 에너지원으로 사용한다. 그래서 현대인은 바로 에너지로 쓸 수 있는 탄수화물을 많이 섭취하는 것이다. "저는 밥보다 고기가 좋아요"라고 한다면 어쩔 수 없지만 이런 사람들도 커피, 초콜릿 등 무의식적으로 탄수화물이 많이 함유된 음식을 섭취할 것이다. 잘 모르겠다면 하루에 자신이 섭취한 음식들을 메모해보라.

  1992년 미국 국민영양조사에 의하면 탄수화물 섭취와 청소년의 성격이 난폭해지는 데는 연관성이 있다고 한다. 시럽과 설탕과 같은 단순당의 섭취가 늘어나면 인슐린 분비가 늘어나고 바로 저혈당이 발생하는데, 이를 보상하기 위하여 분비되는 아드레날린이 사람을 긴장하고 흥분시킨다는 것이다. 실제 동물 실험에서도 확인된 사실이다.

LESSON 01 / 06
Be Healthy to Enjoy Your Life!

    우리가 중독이라고 표현하는 경우는 담배(니코틴)나 마약과 같이 복용하다가 중단하면 참을 수 없는 불안, 흥분, 무기력과 같은 금단 증상이 나타나는 것을 말한다. 탄수화물을 과잉 섭취했을 때 나타나는 아드레날린 분비 반응에 익숙해지면 더 많은 탄수화물을 섭취해야만 만족한다. 이 때문에 탄수화물에 대한 현상을 중독증이라고 하는 것이다. 탄수화물은 담배와 마약처럼 금지된 것이 아니기 때문에 주변에서 쉽게 접할 수 있다. 물론 사람이 생활하는 데 반드시 필요한 영양소이지만 필자가 말하는 것은 현대인들은 탄수화물을 지나치게 섭취하고 있다는 것이다. 주위를 둘러보라. 커피전문점의 시럽, 도넛, 초콜릿, 각종 과자. 우리를 유혹하는 탄수화물은 너무도 많다. 우리는 무의식중에 탄수화물의 달콤함에 취해 분별없이 섭취하고 있는 것이다.

    지나친 탄수화물 섭취는 여러 가지 문제를 야기한다. 첫째, 쉽게 배가 고프게 한다. 일단 탄수화물은 공복감을 줄이고 포만감을 주는 시간은 매우 빠르다. 하지만 일시적으로 혈당이 상승되면 인슐린이 많이 분비되면서 혈당은 갑자기 감소되게 된다. 그러면 또 다시 배고픔을 느끼게 되고 음식을 찾게 된다. 진정한 배고픔이라 할 수 없다.

    둘째, 너무 탄수화물만 에너지로 이용하다보면 지방을 에너지로 이용하는 경로가 퇴화된다. 지방은 점점 축적되는데 분해되지 않는 '대사이상'이 나타나는 것이다. 불안하다면 우선 자신의 식습관을 점검해보자. 그리고 자신이 앞서 말한 것과 같은 탄수화물 중독자라고 생각되면 다음과 같이 해보자.

처음에는 탄수화물을 전혀 먹지 않을 수는 없기 때문에 당을 천천히 올려주는 복합 탄수화물(껍질과 뿌리에 있는 나물이나 고구마같이 통째로 먹는 탄수화물)로 대체한다. 그리고 설탕, 밀가루, 케익, 빵, 시럽 등 G.I 지수(Glycemic Index, 당 지수, G.I 지수가 낮은 음식은 혈당을 천천히 높이고 반대로 높은 음식은 빠르게 혈당을 높인다)가 높은 것을 절대 삼간다. 그리고 가능하면 지방을 사용하는 운동을 점차 강도를 늘려가면서 한다. 정신적 노동은 주로 당을 에너지로 사용하고 지방은 사용하지 않기 때문에 육체적 노동이나 규칙적인 운동을 하는 것이 좋다.

안타깝게도 이러한 노력으로도 살이 계속 찐다면 혈중 인슐린이나 호르몬 균형을 유도하는 약물 치료를 해야 한다. 실제로 비만 클리닉을 찾는 많은 환자들이 인슐린 수치를 낮추는 약물 치료와 생활 형태를 변화시키는 식이 요법과 운동 요법으로 고지혈증이 치료되었고 특히 운동으로도 실패했던 체중 조절에 성공한 예가 많다.

LESSON → 02

배고픔 알기

배고픔과 속쓰림 그리고 왠지 모를 허전함에 대하여

Lesson 2 배고픔 알기

배고픔과 속쓰림 그리고
왠지 모를 허전함에 대하여

◉ 배는 왜 고플까?

배고픔을 느끼는 과정에 대해 알면 음식 섭취량을 조정하는 데 도움이 된다. 동물이나 사람이나 음식 섭취량은 일정하게 유지되는데, 이는 활동량과 관련되어 있다고 한다. 예컨대 A라는 사람과 B라는 사람이 있다고 하자. 이들에게 같은 양의 음식을 주고 운동량을 달리하면 체중 감소율도 달라진다. 같은 상황에서 음식을 제한하지 않으면 운동량이 증가한 만큼 음식 섭취량도 증가한다.

그렇다면 음식 섭취량은 어떻게 조절될까?

일단 공복감(satiation, 식사를 한 후에 음식을 다시 먹고 싶은 느낌)과 포만감(satiety, 음식을 더 이상 먹지 못하겠다고 느끼는 신호)이 다르다는 것을 알아야 한다. 먼저 공복감은 음식물을 섭취한 후 일정 시간이 지나면 생기는 것으로, 음식물 섭취 욕구를 느끼게 하는 감각이다. 예전에는 공복감이 위가 비어서 위장 근육이 수축해 생긴다고 생각했다. 이때만 해도 '꼬르륵' 소리는 배고픔의 상징이었다. 그러나 최근에는 이러한 주장이 사실이 아니라는 의견이 지배적이다. 실제로 위암이나 위궤양으로 위를 잘라낸 환자들도 배고픔은 느끼기 때문이다.

공복감은 음식물 섭취중추(Intake Center)가 조절한다. 이것은 뇌의 시상하부 바깥쪽(Lateral Hypothalamus)에 있는데, 동물 실험에서 이 부위를 파괴하면 먹이를 보고도 먹지 않는다고 한다. 한편 포만감을 느끼게 하는 중추는 시상하부 아래쪽(Ventral Hypothalamus)에 위치하는데 실험 동물의 뇌에서 이 부분을 파괴하면 포만감을 느끼지 못해 계속 먹게 된다.

그러면 이러한 섭취중추와 포만중추는 어떻게 흥분할까? 현재까지는 두 가지 학설이 힘을 얻고 있다. 첫째, 혈당 농도에 의해 음식물 섭취를 조절하는 조절중추가 섭취중추와 포만중추를 좌우한다는 것이다. 최근에는 혈액 속의 당보다는 세포 안에 있는 당이 중요하다고 한다. 예를 들면 당뇨병 환자는 세포 속으로 당을 이동시키는 인슐린 작용이 부족해 세포 속의 당은 낮고 혈액 속의 당은 높다. 재미있는 것은 대부분의 신경조직과 시상하부 바깥쪽의 신경조직에는 인슐린이 없어도 당을 세포 안으로 흡수할 수 있다는 것이다. 따라서 당이 세포 안에 과잉 축적되어 당뇨성 신경염과 합병증을 유발한다. 그런데 같은 신경조직이라도 시상하부 바깥쪽은 반드시 인슐린이 있어야 당이 세포 속으로 유입된다. 따라서 당뇨병 환자들은 시상하부 바깥쪽으로 당이 흡수되기 어렵다. 이 때문에 당뇨병 환자들은 식욕 조절이 어렵고 체중 조절이 어렵다.

둘째, 혈액 속의 온도 변화에 따라 음식물의 섭취량이 조절된다는 학설이다. 이 이론은 음식물을 섭취하고 나면 체온이 상승하는 데 근거한다. 시상하부 앞쪽에는 혈액 온도의 아주 미세한 변화를 감지할 수 있는 세포가 있는데 이것이 혈액의 온도가 약간만 상승하면 섭취중추에서 식욕을 억제하고 포만감을 느끼게 한다고 한다. 반대로 혈액의 온도가 낮아지면 섭취중추의 활동이 활발하게 되고 포만중추의 활동은 억제되어 음식물을 섭취하도록 한다는 것이다.

하지만 이 두 가지 가설로 식욕을 모두 설명하기는 어렵다. 이 이론대로라면 혈액의 당이 낮아져서 혈액 온도가 내려가면 공복감을 느끼고 반대로, 먹은 음식물이 소화되고 혈당이 높아져 혈액의 온도가 올라가야 포만감을 느낄 수 있다는 말인데, 보통 사람은 소화가 되기 전에 포만감을 느끼고 음식을 그만 먹게 되기 때문이다.

최근에는 소화관에 음식물의 양을 감지하는 수용체가 있어 이것이 뇌에 있는 식욕중추와 포만중추를 자극한다는 이론도 등장했다. 또는 소화관에서 분비되는 물질인 콜레시스토키닌(cholecystokinin), 글루카곤(glucagon)

이나 그렐린(ghrelin)과 같은 것이 식욕과 포만중추를 조절한다고 한다. 하지만 역시 이 이론으로도 음식섭취 과정을 모두 설명하기는 어렵다.

위 이론들은 모두 연구 단계에 있는 내용이므로 어느 것이 사실인지 단언하기 어렵다. 다만 이 이론들이 복합적으로 음식섭취와 관련이 있을 것이란 추측은 해볼 수 있다. 사실 이러한 것들은 매우 복잡하게 얽혀 있다.

● **식욕을 느끼는 과정**

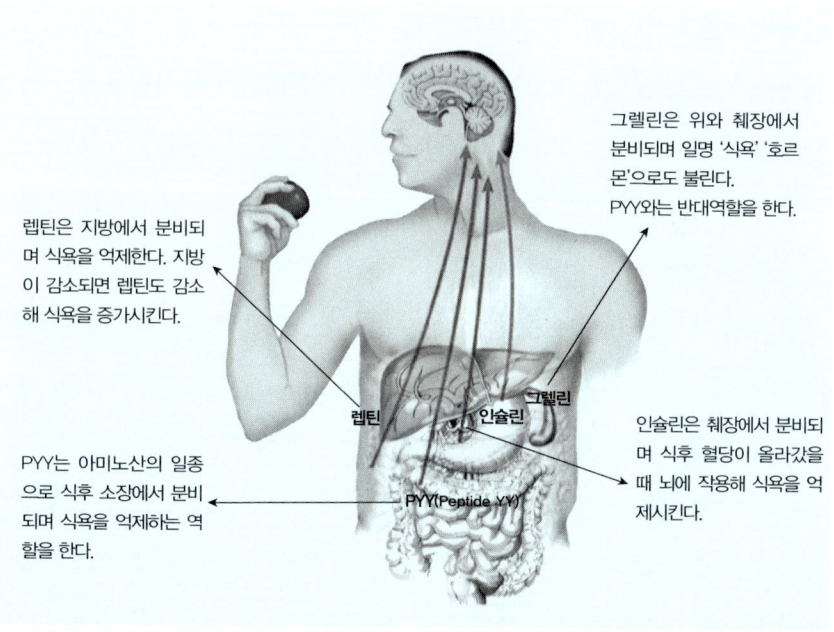

🔵 배고픔은 왜 느껴야 할까?

 육체적으로 건강하다는 것은 잘 먹고, 잘 자고, 잘 배설하는 것이다. 이 중 잘 먹는 것은 정말 중요하다. 사람은 잘 자고, 잘 배설해야 먹고 싶다는 욕구를 느낀다. 아마 누구나 잠을 못 자거나 변비가 심해서 배가 꽉 찬 느낌이 있으면 입맛이 없어지는 경험이 있을 것이다. 그만큼 식욕은 개인의 신진대사가 잘되고 있음을 의미한다. 배고픔을 느끼지 못하는 사람 중에 우울증 환자가 많은 것도 이를 반증한다.

 사람의 몸을 경제에 비유해보자. 뇌는 경제의 정책을 세우는 곳이다. 자신에게 필요한 에너지를 공급하기 위해 음식섭취를 조절한다. 이때 음식은 영양소로 흡수되고, 이는 다시 3대 영양소인 탄수화물, 지방, 단백질로 나뉘어 흡수된다. 이 중 가장 먼저 탄수화물은 당으로 전환돼 에너지로 사용되며, 나머지 영양소는 글리코겐 형태로 간이나 근육에 저장하거나 지방에 저장한다. 이때 당(포도당)이 현금이라면 글리코겐은 카드라고 생각하면 된다. 그리고 단백질은 주로 근육과 골격을 형성할 때, 효소 등을 합성할 때, 에너지가 결핍되었을 때(간혹 단백질에서 당화 아미노산을 추출해 에너지를 만들어내기도 한다) 사용된다. 그래서 가능하면 단백질이 파괴되지 않도록 영양소의 흐름을 잘 조절해야 건강을 지킬 수 있다. 또한 저장된 지방은 정기적금처럼 해지하면 손해를 보는 영양소로 생각하면 된다.

쉽게 말해, 연료(에너지)를 사려면 돈(탄수화물)이 필요한데 먼저 현금(당)으로 사고 현금이 없으면 카드(글리코겐)를 쓰고 카드도 없으면 아쉬운 대로 정기 적금(지방)을 해약해야 한다. 당연히 집(단백질)은 가장 나중에 파는 것이 좋다. 그런데 정기 적금을 해지하지 않고 집을 먼저 팔 때가 있다. 현금도 없고 카드도 없어서 집을 담보로 대출을 받는 경우다. 바로 집값은 계속 떨어지는데 세금과 이자만 늘어날 때다. 가끔 굶는데도 지방은 빠지지 않고 근육만 빠지는 경우가 있는데 바로 이런 경우다. 사실 가장 나쁜 다이어트다.

그렇다면 21세기 성인병 원인이 되는 불필요한 지방을 사용하기 위해서는 어떻게 해야 할까? 바로 대사증후군을 예방해야 한다. 대사증후군이란 쌓

● 에너지 생산 과정

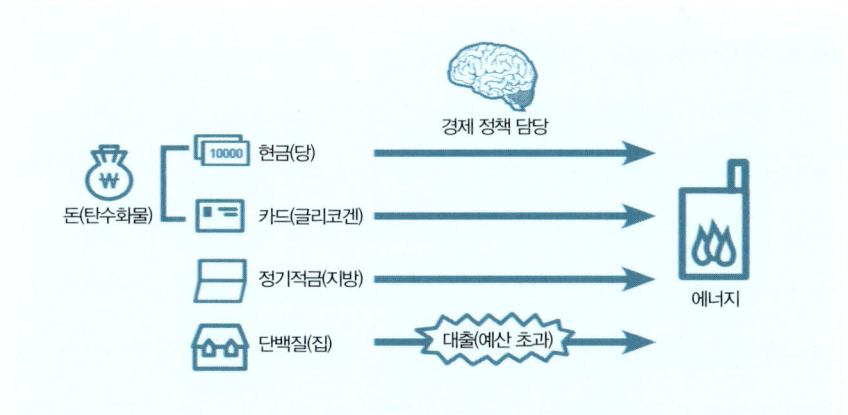

여 있는 지방을 에너지로 사용하지 못하는 현상 즉, 창고에 쓸 물건이 있는데 창고 열쇠를 잃어버린 것 같은 현상을 말한다.

　대사증후군을 막으려면 음식 섭취량보다 에너지 소비량이 많아야 한다. 그래서 우선 먹는 양을 줄이는 것이 중요하다. 당연한 이야기지만 많이 먹으면 섭취한 음식을 운동만으로 소비하기 어렵기 때문이다. 특히 40대 이후부터는 지방을 분해하는 성장 호르몬(부신, 갑상선 호르몬) 등이 줄어들어 지방을 에너지로 전환(지방산화)하는 능력이 저하되고, 체력이 떨어지기 때문에 운동만으로 체중을 조절하는 것은 사실상 불가능하다. 그러므로 반드시 식사량을 줄여야 한다. 배고픔을 느껴야 하는 것이다.

● 배고픔은 어느 정도까지 참아야 할까?

　그러면 배고픔은 얼마나 참아야 하는가?

　일단 뇌에서 지방을 분해하라는 명령이 내려져야 한다. 그런데 많은 사람들이 하는 실수가 배고픔을 느끼자마자 먹는 것이다. 그러면 지방보다는 간이나 근육에 축적된 글리코겐이 분해되어 에너지로 먼저 사용되고 지방은 나중에 분해된다. 이러한 시간은 보통 1시간에서 2시간까지 개인에 따라 다양하다. 좀 더 정확하게 표현하면, 배고픔을 느끼고 혈액 내의 당이 떨

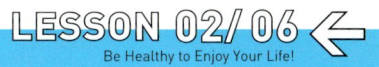

어진 이후 세포가 배고플 때 먹어야 한다. 그러면 지방조직에 저장되어 있는 중성 지방이 분해되어 글리세린과 지방산으로 분해되기 시작한다. 글리세린은 소변으로 배설되고 지방산은 여러 효소 작용으로 세포의 에너지 생산 공장인 미토콘드리아에서 인체에 필요한 화학적 에너지를 생산하게 된다. 다시 정리하면 몸속 지방을 분해하려면 처음 배고픔을 느꼈을 때 바로 먹지 말고 지방이 분해되기 시작할 때까지 참으라는 이야기다. 개인마다 지방산화 능력이 다르기 때문에 차이가 있지만 이 과정은 보통 식후 8시간 정도가 소요된다.

◉ 배고픔, 속쓰림, 허전함을 구별하자

많은 사람이 속쓰림이나 허전함을 배고픔으로 착각해서 불필요하게 음식을 섭취한다. 속쓰림이란 소화성궤양 환자가 아니더라도 위산이 과잉으로 분비돼 위벽을 자극할 때 느끼는 것으로서 위벽에 자극적이지 않은 음식을 먹게 되면 증상이 완화된다. 이러한 속쓰림은 식전에 가장 흔하게 느끼지만 식후에 더욱 심한 사람들도 있다. 식사와 상관없이 나타나는 것이 특징이며 내시경과 같은 위장 검사로 쉽게 진단할 수 있다. 그러므로 속쓰림 때문에 음식을 섭취하는 일이 잦은 사람에게는 반드시 정확한 진단이 필요하다. 위궤양이나 다른 질환이 있는데 무조건 배고픔을 참다가는 병을 악화시킬 수 있기 때문이다. 만일 위궤양이나 위염 등으로 진단되면, 속이 쓰릴 때 음식으로 증상을 완화시키기 보다는 약으로 치료해야 한다.

우리가 음식을 찾는 이유는 허전함 때문이다. 이 허전함은 실제로는 정신적인 감각이다. 이전에 언급했던 것처럼 식욕은 정서와 감정을 담당하는 뇌와 연결되어 있어서 감정적인 배고픔이 음식섭취를 자극하는 것이다. 비만과 관련된 스트레스는 육체적인 것보다는 감정적인 것이 많다고 한다. 특히 실패나 좌절 그리고 상실감 등이 그 원인이 된다. 그래서 감정적인 스트레스를 먹는 것으로 푸는 사람이 늘어나고 있다.

허전함 때문에 먹는 습관을 고치려면 생활 습관부터 바꾸어야 한다. 허전할 때마다 먹다보니 버릇처럼 굳어져버린 경우가 많기 때문이다. 스트레스를 받더라도 먹기보다는 운동으로 풀고 손이 많이 가는 곳에는 가급적 음식을 두지 않는 것이 중요하다. 그리고 스트레스의 원인이 무엇인지 파악해서 적절한 상담을 받거나 대책을 마련해야 한다. 이미 습관처럼 길들여진 것을 하루아침에 바꾸기는 매우 어렵겠지만, 건강을 찾으려면 별 수 없다. 참고 훈련해서 진짜 배고픔을 느낄 수 있도록 끊임없이 노력해야 한다.

◉ 비가 오면 왜 빈대떡이 생각날까?

비오는 날 부침개가 먹고 싶거나 따끈한 국물이 당기는 이유는 무엇일까? 기분이 울적할 때 맵고 짜고 얼큰한 것이 먹고 싶은 이유는 무엇일까?

비만을 정복하지 못하는 원인 중 하나가 기분에 따라 식욕을 억제하지 못하기 때문이다. 지금까지 개발된 식욕억제 약물 중에서 이러한 종류의 식욕을 억제하는 약물은 거의 없다. 최근 식욕을 억제하는 약물이 개발되었는데 이러한 약물은 엔돌핀(생물학적 아편과 비슷함)과 같이 주로 뇌의 전두엽을 자극해 마음에 안정감과 편안함을 준다.

사람은 자신이 이제까지 살아오면서 가장 편안한 기억을 떠올림으로써 우울하고 불안한 기분을 해소한다고 한다. 이때 주로 찾는 음식은 자신이 가장 편안할 때 먹던 음식이다. 비오는 날 어머니가 부침개를 해주시던 기억, 어릴 때 간식으로 먹던 라면이나 과자 등 개인마다 다르긴 해도 누구나 한 가지씩은 있을 것이다. 바로 이러한 기억이 식욕을 억제하기 힘들게 한다. 그래서 식욕을 차단하는 약물이 개발되었는데 실험 결과, 이제까지 식욕억제제에 반응이 없었던 사람에게도 놀랄 만한 체중 감량 효과가 나타났다. 하지만 안타깝게도 이 약물은 사용할 수 없게 되었다. 왜냐하면 이 약물을 복용한 사람 중에서 우울증이 발생했기 때문이다. 그러므로 음식섭취와 불안장애, 우울증 사이에는 밀접한 관계가 있다는 것이 증명되었고 음식으로 스트레스를 해소하던 사람을 무조건적으로 음식을 먹지 못하게 하면 더욱 심각한 부작용을 유발할 수 있다는 사실이 밝혀졌다. 그러므로 이러한 경우 노래 부르기, 책 읽기 등 정서적인 방법으로 스트레스를 해소한 뒤 식이 요법을 실시하는 것이 좋다.

◉ 감칠맛의 살벌한 비밀

감칠맛도 일종의 정서적인 식욕과 관련이 있다. 감칠맛이란 음식을 계속 먹고 싶은 마음이 생기는 맛이다. 생쥐 실험에서 당, 단백질, 지방을 혼합하지 않고 각각 단독으로 먹이면 절대 많이 먹지 못하고 체중이 감소하는 결과가 나타났다. 한 가지 음식만 계속 섭취하게 되면 이내 질려서 많이 먹지 못하는 것도 이 때문이다.

또 식욕을 자극하는 짭짤한 맛을 내는 MSG(Mono Sodium Glutamate)는 소금 성분과 글루타민이라는 맛을 돋우는 아미노산이 합해진 것으로 음식의 감칠맛을 내기 위한 화학조미료다. 이것이 많이 들어간 음식은 감칠맛 때문에 과식을 유발하므로 체중 감량을 위해서 가능한 한 제한하는 것이 좋다. 스스로 맛있는 음식을 자제하기 어렵다면 차라리 감칠맛을 이끌어내는 것들을 멀리하는 것이 좋다.

◉ 후식을 먹어야 소화가 잘될까?

의외로 음식을 잔뜩 먹고도 후식을 꼭 먹어야 하는 사람이 많다. 이런 사람에게 왜 후식을 먹냐고 물으면 "소화에 도움이 되는 것 같아요"라는 말을 많이 한다. 우리가 흔히 후식으로 먹는 아이스크림, 과일, 쿠키, 커피 등은 탄수화물이다. 그런데 이것이 과연 소화에 도움이 될까?

실제로 방사선 위장 촬영으로 위장 활동을 관찰해보면, 위장이 가득찬 상태에서도 맛있는 음식이 눈에 보이면 위장이 늘어나는 것을 확인할 수 있다. 가득 찬 음식 때문에 움직이지 못하던 위장이 약간의 운동을 하는데 이 때문에 소화가 잘된다고 생각하는 것이지, 결코 디저트로 먹는 음식에 소화를 잘되게 하는 효소가 있어서가 아니다. 따라서 디저트를 먹기보다는 소화를 위해서 위가 움직일 시간을 주는 것이 좋다. 간혹 물을 많이 먹으면 음식물이 잘 내려갈 것으로 생각하는 사람들이 있다. 하지만 물은 위에서 흡수되지 않고 장에서 흡수되기 때문에 위장에 팽만감만 더해준다. 또 위장의 소화액을 희석시키기 때문에 오히려 소화를 방해한다. 특히 찬물은 식도의 온도를 낮추어 움직임을 둔화시키므로 식후에는 가능하면 마시지 않는 것이 좋다.

LESSON 03
배고픔 찾기
모래알 속 진주, 배고픔을 찾자!

Lesson 3 배고픔 찾기
모래알 속 진주, 배고픔을 찾자!

지방을 태우자는 말이 단순히 체중을 줄이자는 뜻은 절대 아니다. 건강하게 천수를 누릴 때까지 살려면 지방을 태워 에너지를 쓸 줄 알아야 한다. 이번 장에서는 '배고픔 찾기'를 하기 전에 반드시 알아야 할 것을 짚어 보기로 하자.

진정한 배고픔을 찾자

지방을 에너지로 이용하려면 지방이 분해될 시간을 충분히 주어야 한다. 우리의 신체는 음식에서 에너지를 만들고 남은 영양소는 저장해두었다가 혈당이 떨어지면 저장해 둔 영양소를 사용한다. 이때 분해하는 과정이 복잡한 지방보다는 비교적 에너지로 사용하기 쉬운 글리코겐을 사용한다. 그래서 체력 소모가 많은 운동선수들은 시합 전에 글리코겐을 축적하기 위한 식이 요법을 하는 것으로 알려져 있다. 하지만 보통 사람의 경우에는 식사 후 1시간이 지나면 혈당(포도당)이 약 150mg/dl로 증가하고 2~3시간 후에는 정상으로 회복되며, 8시간 정도 후에는 60~100mg/dl 정도로 낮아져 다시 음식을 섭취해야 한다. 그러나 며칠을 굶어도 60mg/dl 이하로는 떨어지지 않는다. 그래서 탄수화물을 에너지로 사용하는 뇌의 기능이 유지될 수 있는데, 이러한 역할을 하는 것이 바로 글리코겐이다. 글리코겐은 주로 간에서 분해돼 포도당으로 전환되어 뇌와 여러 조직에 공급된다. 이때 간은 근육과는 달리 글리코겐과 당을 에너지로 쓰기보다는 지방을 에너지로 사용한다. 그러므로 지방을 분해하기 위해서는 근육과 함께 간이 건강해야 한다.

글리코겐은 개인차는 있지만 생성되고 나서 약 12~24시간 이후에는 고갈된다. 이후에는 저장된 지방을 사용하게 된다. 하지만 반드시 이때 지방이 분해되는 것은 아니다. 근육과 간은 지방을 분해해서 에너지로 쓰는 것이 활발하기 때문에 혈당이 조금 떨어지거나 에너지가 많이 필요할 때 지방을 사용한다. 그러므로 간의 대사가 활발해지고 운동을 해서 근육에 에너지 요구량이 증가하면 지방분해는 촉진된다.

이처럼 지방을 분해하려면 배고픔을 혈당으로 느껴야 한다. 즉 배가 꼬르륵 소리가 나는 것으로 배고픔을 느끼거나 정서적인 허전함 때문에 배고픔을 느껴서는 안 된다는 것이다.

그렇다면 어떤 것이 진짜 배고픔일까? 간단한 자가 테스트로 알아보도록 하자.

일단 날을 잡아서 3끼를 굶어보자. 1끼를 굶으면 약간의 배고픔을 느끼게 되고 사람에 따라 어지럽고, 기운이 없고, 짜증이 나거나 속이 쓰리는 등 다양한 증상이 나타난다. 2끼를 굶으면 사람에 따라 이 증상이 더 심해지기도 하지만, 대부분 배고픔은 오히려 약간 없어진다. 그러다가 3끼를 굶으면 기운은 없어지지만 기분이 그렇게 나쁘지는 않을 것이다. 이때 배고픔의 정도를 0~10까지로 나누고 아주 배가 부른 상태를 10, 3끼 이상 굶은 상태를 0으로 설정한다. 3끼 이상 굶는 경우 지방이 분해되면서 글리세롤이나 케톤이 소변으로 수분을 많이 배출하게 되므로 탈진이나 탈수 증세가 나타날 수 있다. 그러므로 굶는 과정에서 물이나 전해질 음료를 충분히 섭취하는 것이 좋다. 속쓰림이 심한 사람들 중에 위궤양과 같은 소화성 질환이 있는 사람은 위장약을 함께 복용해야 한다. 그래도 힘이 갑자기 빠지는 탈진 증세가 나타난다면 병원에서 혈당이나 전해질을 검사해보는 것이 좋다. 견딜 수 있다면 2일까지도 시도해보자.

만일 힘들면 중단하고 전문의의 도움을 받아 다음에 다시 도전해보자.

이렇게 3끼를 굶는 과정은 한 달에 한 번 정도는 시도해보는 것이 바람직하다. 이 과정을 통해 잃어버린 지방분해 과정을 몸에 다시 기억시킬 수 있기 때문이다.

물론 이 방법이 주관적이긴 하지만 3끼 굶으면서 자신의 배고픔 정도를 일정하게 파악하는 데는 도움이 될 것이다. 이렇게 표시를 한 뒤부터는 항상 식사하기 전에 자신이 어느 정도 배고픔에서 식사를 하는지 알 수 있어 이제까지의 식사가 얼마나 잘못 되었는지 알 수 있다. 성인의 경우, 가능하면 1~2에서 식사를 하고 5~6에서 멈추는 것이 좋고 성장기에는 7~8에서 식사를 멈추는 것이 바람직하다.

● **배고픔 지수표**

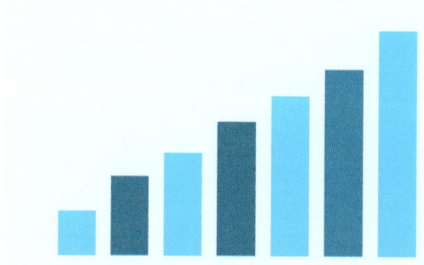

0 (3끼 정도 굶은 상태)
1~2 (아주 배가 고픈 상태)
2~3 (배고픈 상태)
3~4 (배고픔만 사라진 상태)
5~6 (조금 더 먹을 수 있는 상태)
7~8 (후식까지 먹을 수 있는 상태)
9~10 (거북해서 더 이상 먹을 수 없는 상태)

보통 1개월에 한 번씩 6개월 동안 해보는 것을 권장한다. 그래야 저장된 지방을 분해하는 신호를 몸이 기억할 수 있기 때문이다. 이때 배고픔을 기록하는 식사 다이어리를 작성한다면 더더욱 바람직하다. 다음의 예를 살펴보자.

◉ **식사 다이어리**

시간	장소	배고픔 정도(식전)	배고픔 정도(식후)
아침 8:00 a.m	집	4	5
점심 1:00 p.m	직장 근처 식당	2	8
간식 3:00 p.m	사무실	3	6
저녁 7:00 p.m	식당	5	9

배고픔 식사 다이어리는 위와 같은 방식으로 작성한다. 일단 식사의 종류나 식사량은 신경 쓰지 말자. 만일 쓰기가 귀찮다면 마음속으로라도 일기를 써보자. 그리고 식사 전후 자신의 배고픔을 측정하는 습관을 길들이자.

◉ **먹기 전에 배고픔 정도를 생각한다**

'나는 지금 배가 고픈 걸까?'

진짜 배고픔을 찾기 위해 가장 기본이 되는 마음가짐이다. 현대인들은 배가 고프지 않은데도 먹어야 하는 경우가 흔하다. 예를 들어 회사에서 점심시간이 정해져 있거나, 식사 약속이 있어서 배가 고프지 않은데도 먹어야 할 때가 그렇다. 또 지금 먹어두지 않으면 나중에 다른 일 때문에 먹지 못한다는 생각에 미리 먹을 때도 있다. 그러면 배가 고프지 않은데도 어쩔 수 없이 먹는 경우가 생겨 영양소를 과잉 섭취하게 된다. 이런 일이 반복되면 영원히 살을 뺄 수 없다.

 필자는 접대 때문에 하루 4끼를 식사하는 사람을 봤다. 그리고 그가 3년 후에는 배가 남산만 해진 것도 봤다. 자신에게 솔직해지자. 상대방에게 자신은 방금 일이 있어 먼저 식사를 했다고 정중하게 말해보자.

◉ 음식에 집중하는 습관을 갖자

 배고픔을 느끼려면 먼저 음식에 집중해야 한다. 이때 주위가 산만하면 불가능할 수밖에 없다. TV를 시청하거나, 신문을 보거나, 빨래를 삶거나, 국을 끓이고 있다거나, 해야 할 일을 생각하고 있다면 정상적인 식사가 될 수 없다. 그러니 제아무리 대통령이 오더라도 식사에 집중한다는 생각을 하자. 그리고 주변 사람들에게 이런 내용을 알려서 서로 예의를 지킬 수 있도록 하자.

 우리나라의 일반적인 아침 식사 풍경을 생각해보면 다들 공감할 것이다. 가만히 앉아서 "국 좀 더 줘!", "엄마 나는 물!", "젓가락이 떨어졌는데…." 가족들 성화에 정신없다가 겨우 한숨 돌리고 밥을 먹는 주부에게 또 다시 "넥타이 어디 있어?", "도시락 가방은?" 등등 쉴 새 없이 요구하는 가족들.

도대체 우리나라 주부들은 제대로 식사를 할 수가 없다. 이럴 때는 주부들도 그냥 모른 척해야 한다. 화를 내야 한다. 아이들에게 자신의 의견을 정확하게 전달해야 한다. 그리고 물건이 어디 있는지 모르는 남편과 아이에게는 스스로 찾게 하라.

사회생활을 하는 사람들도 마찬가지다. 시간에 쫓기고 업무에 시달리다 보면 밥이 어디로 들어가는지도 모른 채 후다닥 먹는 경우가 대부분이다. 밥을 먹을 때 도저히 음식에 집중하지 못하는 상황이라면 차라리 훈련이 될 때까지 혼자서 먹어라. 건강이 우선이다. 자신의 건강을 위해서 음식에 집중하는 습관을 들이자.

◉ 앉아서 먹고, 식후 30분 동안 맛을 즐겨라

항상 식탁에 앉아서 먹는다면 자연스럽게 천천히 음식 맛을 음미하며 먹을 수 있을 것이다. 그러나 안타깝게도 현대인들은 시간이 부족하다. 그래서 허겁지겁 넥타이 매면서, 머리를 말리면서, 옷을 입으면서 입에는 빵을, 한 손에는 커피를 든다. 밥은 먹어야 되겠고 시간은 부족하니 나타나는 현상이다. 10분만 빨리 일어나면 되는데 지친 현대인들에겐 그마저도 어려운 일이다. 그러나 명심하라. 이런 식습관이 당신의 정신과 위장을 병들게 한다는 것을.

 필자는 요즘 말하는 '기러기 아빠' 생활을 한 적이 있는데 혼자 음식을 만들어 먹는 것을 즐겼다. 입맛대로 만들어볼 수 있기 때문이다. 그런데 그때 중요한 경험을 했다. 음식을 직접 하는 것은 좋은데 혼자 밥하고 설거지를 하다보니 느긋하게 앉아서 밥을 먹을 시간이 없다는 것이다. 점점 대충 국에 말아서 먹는 일이 많아졌다. 그러자 체중도 늘고 기운도 없어졌다.

 간혹 주부들 중에 반찬을 따로 먹기가 귀찮아 밥을 국에 말거나 밥을 비벼서 먹으면서 설거지를 하는 경우를 본다. 자신은 시간을 절약한다고 생각할지 모르지만 이런 수고를 알아주는 사람은 아무도 없다. 이렇게 먹다보면 오히려 영양 불균형이 생겨 살만 찐다. 인생 얼마나 살겠다고 이렇게 자신을 학대하면서 사는가? 천천히 음식 맛을 음미하면서 먹는 습관을 들이도록 하자.

◉ 몸과 마음이 편안할 때만 먹는다

 가족이나 직장 동료들 사이에 대화가 없다보니 식사를 하면서 일 이야기 하는 경우가 많다. 이때 감정이 상할 수 있는 대화는 절대 해서는 안 된다. 직장 동료들은 시간을 줄이기 위해서는 간혹 업무를 전달할 수 있겠지만, 아무리 가족이라 해도 야단치거나 무시하는 대화는 차라리 하지 말자. 서로 칭찬하는 말과 음식에 대한 이야기만 하자. 식탁이 안식처가 되어야 한다.

어떤 다툼이 있어 식사 시간까지 풀지 못했다면 밥상을 차리지 말자. 아무 도움도 되지 않는 식탁이다. 반찬 투정이나 하게 되고, 아이 성적을 나무라고, 당신은 집안에서 뭐하냐고 빈정거리게 된다. 배가 고프면 배고픈 사람이 알아서 먹을 것이다. 한 끼쯤 먹지 않는다고 뭐 큰일 나겠는가? 식탁에서 서로가 기본적인 매너를 지켜야 한다.

요리에 대한 칭찬을 하며 맛있게 먹자. 맛이 없다면 말하지 마라. 맛없는 요리에 대한 칭찬은 오히려 비아냥거린다고 느낄 수 있을 것이다. 그리고 그 날 있었던 재미있는 일만 이야기 하자. 웃다가 밥알이 튀어나오는 일이 있더라도 웃자.

● 포만감을 느끼기 전에 먹는 것을 멈춘다

공복감과 포만감이 다르다는 것을 앞서 설명한 적이 있다. 배고프면 음식을 먹게 되지만 혈당이나 체온이 상승하기 위해서는 시간이 걸린다. 그러므로 위를 꽉 채운 후에도 포만감을 느끼지 못하기도 한다. 심지어 토할 때까지 먹는 경우도 있다. 그러므로 음식을 천천히 먹으면서 약간 배부르다는 생각이 나면 차라리 물을 먹자. 그리고 포만감을 위해 조금 기다리며 균형 잡힌 당신의 체형을 생각해보자. 음식을 남겨라. 남기기 싫다면 아예 조금만 담아라. "손 큰 사람 집안에 뚱뚱하지 않은 사람은 성격 더러운 사람밖에 없다"라는 말이 있다. 남은 음식을 배부른 자신의 뱃속에 넣지 않는 것은 더러운 성격이 아니라 오히려 바람직한 습관이다.

"주는 대로 먹는 우리 남편이 좋다"라는 이기적인 성격의 아내도 다시 생각할 필요가 있다. 남편은 습관적으로 먹고 있는 것일 뿐 건강을 잃어가고 있는 것이다. 어느 날 땀을 뻘뻘 흘리면서 밥을 먹고 있는 배 나온 남편의 모습을 보고 후회해봤자 때는 이미 늦었다.

● 맛있는 것부터 먹어라

날씬한 사람들은 즐겁게 자기가 먹고 싶은 것을 먹는다. 뚱뚱한 사람들은 "이런 것 먹으면 안 되는데"하면서도 결국 먹어버리는 일이 많다. 비만학회에서 행동치료를 연구하기 위해 여러 가지 음식이 있는 뷔페에서 날씬한 사람과 뚱뚱한 사람의 식사 형태를 비디오로 촬영한 적이 있다.

이때 공통적인 특징을 발견할 수 있었다. 날씬한 사람은 제일 먼저 자기가 좋아하는 음식을 먹었다. 회, 갈비, 새우 튀김 등을 가져다 먹은 후 배가 부르면 과일 케이크 등 약간의 디저트를 즐기고 식사를 마친다. 말 그대로 음식을 즐기는 것이다. 주위 사람과 즐겁게 이야기하면서 맛있게 먹고 자기가 먹은 접시를 직접 반납하는 친절함까지 보였다. 그런데 뚱뚱한 사람은 주위 사람을 많이 의식했다. 일단 채소를 큼지막하게 접시에 담아온다. 별로 먹고 싶지는 않지만 몸에 좋다는 버섯, 나물, 김치 등 일단 야채 위주로 천천히 먹는다. 그러다 번뜩 본전 생각이 난 건지 나중에서야 탕수육, 갈비, 각종 튀김을 가져와 먹기 시작한다. 주위 사람과 말도 잘 하지 않는다. 그러다 배가 불러 거북한데도 굳이 후식을 찾는다. 이럴 거면 초반에 채소라도 먹지 말든지.

　날씬한 사람과 비만한 사람이 먹는 음식은 같다. 하지만 날씬한 사람은 음식을 즐긴다. 비만인 사람은 대부분 음식에게 조절 당하는 경우가 많다. 그러지 말고 날씬한 사람처럼 먹고 싶은 것을 먹자. 단지 배고플 때 먹고 배가 부르면 그만 먹으면 된다. 고칼로리의 햄버거를 먹더라도 속이 거북할 때까지만 먹지 않으면 된다. 남 눈치 보지 말고 우선 먹고 싶은 것부터 먹어라.

◉ 음식을 남겨라

　환경을 생각한다면 절대 해서는 안 되는 일이지만 진짜 배고픔을 찾는 훈련 과정에서 꼭 지켜야 할 내용이다. 간혹 음식 버리는 것을 무척 아까워하는 사람들이 있다. 심지어는 죄의식까지 느낀다. 이들은 자신이 남기는 것은 물론 남들이 남기는 것도 절대 용서하지 않는다. 문제는 음식을 없애는 것이 아니라 자기 배 속으로 버리는 것이다. 주부들을 생각해보자. 이것저것 남기는 것이 아까워서 가족들이 남긴 음식까지 먹다보니 배가 나온 사람들이 많지 않은가. 이미 가득 찬 배는 절대 음식물 처리장이 아니다. 남는 음식을 먹는 만큼 살이 찐다는 생각을 가지고 과감하게 버리자. 음식을 깨끗하게 먹는 것은 좋다. 하지만 이것은 어느 정도 훈련이 되어 있을 때 까지는 잠시 미루어 두자.

식탁, 냉장고, 책상, 수첩에 다음과 같이 식사 습관에 대한 행동 사항을 써 놓고 매일 식사 후 자신이 몇 개를 지키고 있는지 체크하자.

만일 지키지 못했다고 좌절할 필요는 없다. 조금씩 변화시키는 것이다. 만일 하루에 6개 이상 지킴에도 2주에 1kg 이상의 체중 감량이 없다면 배고픔

● **나의 식사 습관 알아보기**

나는		4. 천천히 맛을 음미하면서 먹었다.	
1. 배가 고플 때 먹었다.		5. 배가 편안할 정도만 먹었다.	
2. 앉아서 먹었다.		6. 좋아하는 음식을 맛있게 먹었다.	
3. 음식을 먹을 때 몸과 마음이 편안했다.		7. 남은 음식을 먹지 않고 버렸다.	

의 정도를 하향 조절한다. 자신이 스스로 조절하는 것이다. 그러면 어느덧 균형 잡힌 자신의 몸을 발견하게 될 것이다.

식욕을 저하시키는 데 도움이 되는 요법

색깔 요법

파란색은 식욕을 억제하는 데 도움이 된다고 한다. 맛있는 요리를 보면, 당장 푸르스름한 조명 밑으로 가져가 보자. 변질된 듯한 색깔(푸른 곰팡이)이 비춰지는 즉시 놀랍게도 밥맛이 뚝 떨어질 것이다. 이밖에 식욕을 저하시키는 색깔에는 보라, 오렌지, 연두가 있다. 조명이 없다면 파란색 테이블 커버 혹은 접시로 대신해도 좋다. 파란 접시에 담긴 음식은 당신의 폭식 욕구를 말끔히 없애줄 것이다.

아로마 요법

신경을 안정시켜주면서 식욕을 억제하는 효과가 있는 에센스 오일을 이용한다. 램프에 향을 피워 향기를 맡기도 하고, 목욕할 때 1~2방울 정도 떨어뜨려 쓰거나, 목걸이에 넣어 몸에 지닐 수도 있다.

식욕을 저하시키는 향으로는 페퍼민트, 로즈메리, 큐민(cumin), 파촐리(patchouli)가 있다. 식사하기 1시간쯤 전에 미리 향을 맡아두면 도움이 될 것이다.

음악

스트레스를 많이 받으면 식욕이 왕성해지는 호르몬이 발생한다. 그래서 스트레스를 폭식으로 푸는 사람들이 많다. 이럴 때 음식 대신 마음을 안정시켜주는 음악을 들으면 스트레스가 완화된다고 한다.

식욕을 저하시키는 음악으로 '헝가리 광시곡', 요한 슈트라우스의 '왈츠', 쇼팽의 '전주곡', 베토벤의 '전원 교향곡', '엘리제를 위하여', 엘가의 '사랑의 인사' 등이 있다.

시각 자극 요법

인생에서 가장 날씬했던 사진을 한 장 준비한다. 아니면 닮고 싶은 연예인이나 모델 사진도 괜찮다. 애증이 담긴 상대일수록 효과는 배가 된다. 이것을 냉장고 문에 붙여 놓는다. 출출한 마음에 냉장고 앞에 섰다가도 돌아서게 될 것이다.

차(茶)

허브의 일종인 펜넬(fennel)의 씨앗으로 차를 만든다. 펜넬은 이뇨 작용이 활발해 피하지방에 쌓인 노폐물을 배출하는 데 효과적이다. 식욕을 떨어뜨리는 효과가 있어 예로부터 다이어트 특효약으로 이용했다. 하루에 한 잔씩, 배고플 때마다 조금씩 마신다.

LESSON 04

배고픔 다이어트 전초전
지방을 태우자!

Lesson 4 배고픔 다이어트 전초전
지방을 태우자!

일단 굶으면 특별하게 호르몬 대사에 이상(갑상선 기능 저하, 고인슐린혈증, 당뇨병 등)이 있는 환자 외에는 지방이 분해된다. 에너지로 이용되지 않은 지방은 다시 축적되므로 분해된 지방은 바로 에너지로 이용해야 한다. 하지만 이를 위해서는 몇 가지 조건이 갖추어져야 한다. 이번 장에서는 지방을 에너지로 이용하기 위한 조건들을 알아보자.

◉ 지방을 분해하는 능력이 있어야 한다

굶어도 지방이 분해되지 않는 경우가 있다. 지방분해를 방해하는 것들이 있기 때문이다. 보통 이런 경우는 굶으면 오히려 근육이 감소되기 때문에 건강에 해롭다. 그러므로 먼저 지방분해를 방해하는 요인을 알고 이를 바로잡아야 한다. 지방이 분해되지 않는 중요한 이유 중 하나가 호르몬이 부족하거나, 지방분해를 방해하는 호르몬이 증가해서다. 우선 지방을 분해하는 호르몬부터 알아보자.

대표적인 것이 갑상선 호르몬과 성장 호르몬이다. 갑상선 호르몬의 기능이 저하되거나 나이가 들어 성장 호르몬이 감소하면 체중이 늘어나게 된다. 남성 호르몬인 테스토스테론, 에스트로겐이라는 여성 호르몬이 지방을 에너지로 이용하는 대표적인 호르몬이다. 이러한 호르몬이 결핍되면 체지방을 분해하지 못하고 저장만 하게 된다. 또한 정상적으로 분비되어도 지방조직을 필요할 때 꺼내서 사용하는 효소(Hormone Sensitive Lipase)가 정상적인 활동성을 가지고 있어야 한다. 이러한 효소의 활동을 방해하는 호르몬이 인슐린이다. 그래서 인슐린 호르몬 치료나 인슐린 분비를 자극하는 경구용 혈당강하제를 복용하는 '인슐린 비의존형' 당뇨병 환자는 체지방을 줄이기가 어렵다. 만약 자신이 물만 먹어도 살이 찌는 체질이라고 생각한다면 지방분해를 하는 능력이 정상인지 검사해봐야 한다.

⊙ 산소, 산소, 산소!

지방은 '태운다', '연소된다' 라고 표현한다. 당은 '이용' 하지만 기름이나 지방은 '태운다' 라고 표현하는 것은 산소가 필요하기 때문이다. 분해된 지방을 에너지로 이용하기 위해서는 반드시 산소가 있어야 한다는 이야기다. 따라서 지방을 에너지로 전환시키려면 첫째, 산소가 많은 환경에서 살아야 하고 둘째, 숨 쉬는 통로인 코, 비강, 기도, 기관지에 문제가 없어야 한다. 알레르기성 비염, 비후성 비염 등 비강에 이상이 있는 사람은 산소 공급에 문제가 발생할 수 있으며, 만성 코골이나 수면무호흡(코를 심하게 골아 가끔씩 숨을 쉬지 않는 경우) 환자도 같은 문제가 발생할 수 있다. 또한 기관지 천식 환자도 산소 공급에 문제가 생긴다. 셋째, 폐기능이 정상적이어야 한다. 만성 폐질환 환자처럼 폐기능에 문제가 있는 경우 정상적으로 산소 공급이 이뤄지지 않는다. 넷째, 산소를 운반하는 혈관의 혈액순환이 원활하고 헤모글로빈이 충분해야 한다. 빈혈이 없어야 한다는 말이다.

스스로 물만 먹어도 살이 찐다고 생각한다면 혹시 위와 같은 문제가 있는 것은 아닌지 자세히 살펴보자.

◉ 염증을 제거해야 살이 빠진다

지방분해를 방해하는 또 다른 환경적 원인으로 염증(inflammation, 炎症)이 있다. 염증이라고 하는 것은 동서양 모두 개념이 비슷하다. 동양에서는 불을 뜻하는 화(火)자 두 개가 겹치는 불꽃 염(炎)을 사용하고 서양에서도 불꽃을 뜻하는 인플레임(inflame)이라는 단어를 사용한다. 여러 가지 염증을 유발하는 원인 때문에 몸이 빨갛게 되고(홍), 열이 나며(열), 아프고(통), 건드리면 더 아픈(압통) 증상이 나타나는 것을 염증 반응이라고 한다.

염증을 유발하는 것의 종류는 매우 다양하다. 물리적인 상처(찔리거나 부딪히거나 하는 등)와 바이러스나 세균의 침입뿐 아니라 알레르기(음식, 꽃가루), 날씨(기온 변화, 기압 변화), 화학물질(방부제, 건축자재 등등), 중금속(수은, 카드뮴 등등), 약물 등 우리가 살아가는 데 있어 모든 상황이나 물질이 염증의 원인이 될 수 있다. 또 스스로 염증을 유발하는 물질을 만드는 자가 면역질환(류마티스, 루프스 등)도 염증의 원인이다. 문제는 염증이 생기면 대사적으로 급히 에너지가 필요하기 때문에 지방보다는 혈중에 있는 당이나 당화 아미노산을 이용해 에너지를 생산하게 되는데, 그러면 지방을 에너지로 사용하지 못하기 때문에 에너지 효율이 떨어져 늘 피로하고 점점 지방만 쌓이게 된다. 감기에 걸렸을 때 피곤한 것도 이 때문이다. 그러므로 제대로 된 다이어트를 하려면 염증을 먼저 제거해야 한다. 이게 바로 해독 다이어트다.

간부터 살리자

물론 염증을 예방하려면 염증의 원인을 피하는 것이 가장 좋은 방법이다.

하지만 이 세상을 떠나지 않고서야 수만 가지나 되는 염증의 원인을 모두 피하면서 살아가기란 불가능하다. 그래서 염증을 유발하는 물질을 해독하는 간이 중요하다. 그렇다면 간을 보호하는 방법에는 어떤 것들이 있을까? 우선 대부분의 약물, 술, 그리고 커피와 같은 카페인 음료 등 간을 괴롭히는 음식이나 기호식품은 삼간다. 또 머리카락을 염색하거나 잘못된 호르몬을 처방했을 때도 간의 기능을 떨어지기 때문에 처방을 받을 때도 의사와 상담해 꼼꼼히 따져 봐야 한다. 체지방을 줄이는 것도 간을 보호하는 좋은 방법이다. 체지방 내 독소들이 빠져나가면서 간의 부담이 줄어들기 때문이다.

장은 왜 중요할까?

장은 제2의 해독기관이라고 불린다. 혈액 내 독소는 간에서 해독되어 신장을 통해 소변으로 배설되는 반면, 장에서는 소화흡수가 일어나는데 이때 인체에 해로운 물질을 걸러서 대변으로 배출하기 때문이다. 따라서 장은 독성물질이 인체에 침입하지 않도록 방어하는 일차 방어기관인 셈이다. 그런데 안타깝게도 현대인의 장은 늘 피곤하다. 우리도 모르는 새 농약, 화학조미료, 방부제와 같은 합성물질을 먹고 있기 때문이다. 이런 합성물질에 노출되면 어떤 문제가 생길까? 우선 장점막(Mucous Barrier)에 문제가 생긴다. 합성물질의 반복된 공격으로 장점막이 허물어지는 것이다. 그러면 정상

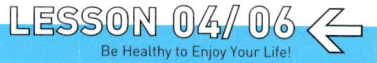

적으로는 흡수되지 말아야 할 물질이 흡수되어 인체에 심각한 염증 반응을 유발하는데 이를 '새는 장 증후군(Leaky Gut Syndrome)'이라고 한다. 실제로 음식을 먹었는데 다른 사람과 달리 자신만 두드러기(피부가 가렵고 부풀어 오르는 현상)나 식중독(피부가 빨갛게 되는 열이 나는 증상) 증상이 발생하면 새는 장 증후군을 의심해 보아야 한다. 특히 만성 변비와 같은 장질환이 있는 경우에 더욱 흔하게 발생하므로 주의해야 한다. 장에 음식물이 오래 머물수록 위험성은 더욱 커지기 때문이다. 항상 배에 가스가 차고 살살 아프며 늘 이유 없이 피곤하다면 장질환을 의심해 보아야 한다.

따라서 해독 다이어트를 위해서는 자신의 염증 정도와 간 기능, 장 기능을 꼭 진단해 보는 것이 바람직하다.

◉ 해독 작용을 이해해야 한다

염증을 다스리기 위해서는 해독 과정을 이해해야 한다. 해독은 대부분 간에서 일어나고 신장과 장에서 해독된 물질을 배출한다. 이 중 해독 작용에 가장 중요한 장기는 물론 간이다. 간의 해독 작용은 크게 두 단계로 나누어진다. 1단계는 간에서 생체에 이미 사용된 물질(내인성 물질)이나 음식물 또는 숨을 쉬면서 침입한 독소(외인성 물질)를 배설하기 위해 가공하는 효소

Cytp450(cytochrome P450)에서 일어나는 반응이다. 쉽게 말하면 집안에서 나오는 음식물 찌꺼기나 쓰다 버리게 되는 물건을 버리기 쉽게 만드는 과정이다. 신경전달물질, 호르몬, 요산, 암모니아 등은 내부에서 발생한 쓰레기고 수은 비소, 방부제, 폴리염화비닐, 다이옥신 같은 새로운 화학물질 등은 외부에서 침범한 쓰레기기 때문에 가능하면 배출해야 한다. 1단계는 이러한 쓰레기를 운반하기 쉽게 봉투나 상자에 포장하는 과정으로 이해하면 된다.

● 간 해독 기능

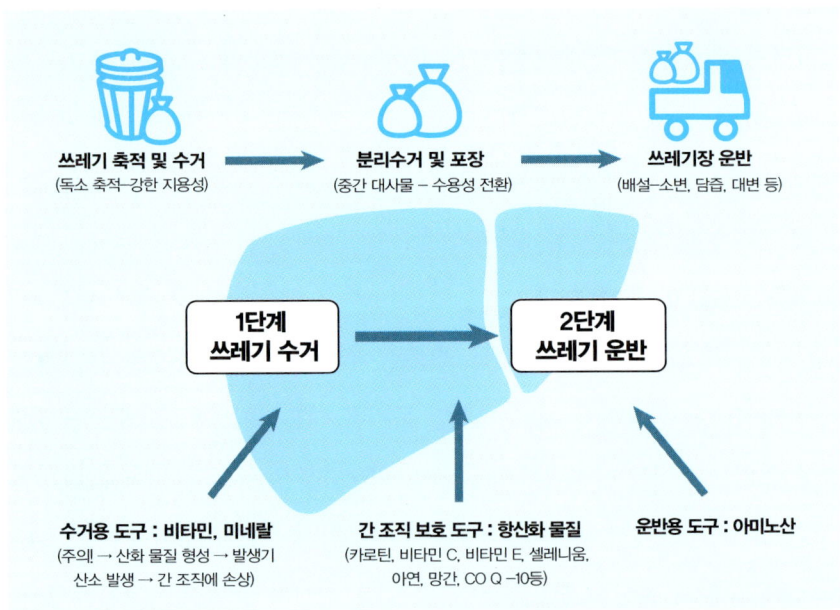

그런데 아무리 운반하기 쉽게 포장을 해도 그대로 쌓아두면 썩기 십상이다. 악취만 심해지고 더욱 해가 된다. 전문적으로 표현한다면, 인체를 공격하는 산화물질이 훨씬 많아지는 단계로 이 상태가 지속되면 만성 질환의 원인이 되고 간혹 치명적인 질병으로 발전하는 경우도 있다. 이때 질병을 치료하기 위해 약물을 투여하면 오히려 독이 될 수 있다. 대부분의 항생제, 혈압강하제, 혈당강하제, 진통제, 소화제가 모두 1단계를 거쳐야 하는 약물이기 때문이다. 이를 예방하기 위해 항산화 물질인 비타민이나 항산화제(안토시안, 리코펜 등)를 투여하기도 하지만 완전한 방법이 될 수는 없다.

그래서 필요한 것이 바로 썩기 전에 몸 밖으로 내보내는 2단계 해독 과정이다. 포장된 쓰레기를 쓰레기 폐기장으로 운반하는 과정이다. 몸 안에서 물에 용해되도록 만들어진 쓰레기를 각종 아미노산(글루타치온 등)으로 운반한 뒤 혈류를 통해 신장에서 소변으로 배출하는 방법이 있고, 간에 있는 담도를 통해 담즙을 장으로 배출하는 방법이 있다. 따라서 해독을 할 때 비타민, 미네랄과 함께 아미노산의 원료인 단백질을 꼭 섭취해야 한다.

앞서 언급한 것처럼 독소는 지방에 축적되어 있다. 따라서 몸에 지방이 많다면 이러한 독소가 축적되어 있을 가능성이 매우 높다. 그러므로 축적된 독소를 제거하려면 지방을 분해해야 한다.

⊙ 현대인의 질병의 시작 '지방간'

최근 지방간으로 진단받는 사람들이 늘고 있다. 예전에는 지방간이 술을 많이 마시는 사람만 생기는 병이라 여기며 부(富)를 상징하는 질병으로 생각하기도 했다. 지방간이라고 진단받은 사람들은 대부분 크게 개의치 않는다. 마치 위염이나 장염처럼 '별일 아닌 것'으로 여긴다. 의사들도 보통 "술을 마시지 말고 식이 요법과 운동으로 체중을 조절하라"고 일상적인 처방을 한다. 그래서 환자들은 "운동과 식사 조절을 하고 밤에 술을 마시지 말자" 라는 생각으로 진료실을 나서지만 대부분은 1년 후에도 같은 잔단을 받게 된다. 그런데 지방간의 20%는 간염으로 발전하고 이 중 20%는 간경화로 진행된다. 이쯤 되면 '별일'이고 '큰일'이다. 지금부터 현대인의 건강을 위협하고 있는 지방간에 대해 알아보자.

알코올성 지방간과 비알코올성 지방간염

"저는 술을 거의 먹지 않는데요?"

지방간이라고 진단하면 흔히들 하는 반응이다. 그러나 최근에는 알코올 섭취보다는 비만 때문에 생기는 비알코올성 지방간이 많다. 이는 간에 지방이 지나치게 많이 쌓여서 생기는 질환으로, 술이 직접적인 원인이 아니기 때문에 정밀한 진단을 위해서 간 조직 검사가 필요하다. 예전에는 간암으로 발전할 수 있는 간경화의 원인이 간염이나 알코올성 간염이었다. 그러나 최근에는 이 같은 상황이 변하고 있다. 이미 서양에는 바이러스성 간염보다 비알코올성 지방간에 의한 간경화가 늘고 있으며 우리나라도 식단이 서구화되면서 이러한 현상이 늘고 있다. 문제는 그 심각성에 있다. 이러한 지방간의 20%가 지방간염으로 전이되고 이 중 20%가 간경화로 진행되기 때문이다. 특히 이러한 간경화는 C형 간염 때문에 발병하는 간경화보다 예후가 좋지 않다.

지방간의 치료

그렇다면 지방간을 어떻게 치료하는 것이 좋을까? 지금부터 그 방법에 대해 알아보자.

첫째, 지방이 간에 덜 쌓이도록 해야 한다. 지방간의 가장 흔한 원인은 기름진 음식이다. 지방은 대부분 장에서 흡수되어 간문맥을 통해 간으로 이동하고 가공되어 신체의 각 장기로 이동하는데, 사용하는 지방보다 흡수된 지방이 많으면 간에 축적된다. 따라서 지방간을 치료하는 방법 중에 가장 중요한 것은 지방 섭취를 줄이는 것이다. 특히 인체에 축적되는 포화 지방산과 트랜스 지방산 섭취를 줄여야 한다. 이러한 지방산은 면역 기능이나 호르몬 합성보다는 에너지 발생에만 관여하므로 체중을 조절해야 하는 사람에게는 전혀 필요 없다. 그래도 기름진 음식의 유혹을 쉽게 떨쳐버리기가 어렵다면 지방흡수를 억제하는 약물을 이용하는 방법도 있다.

둘째, 간에서 지방을 많이 소모하도록 해야 한다. 지방간으로 진단을 받았을 때 가장 좋은 치료 방법이다. 흡수된 지방은 지방산으로 분해되어 간에 있는 미토콘드리아에서 소비되는데 여기에는 많은 효소들이 관여한다. 또한 지방이 간에서 각 장기로 이동할 때는 메티오닌(methionine)과 같은 지방을 운반하는 단백질(아미노산)이 필요하기 때문에 영양소를 섭취해야 한다. 따라서 지방간을 위해 무조건 굶는 것은 오히려 분해된 지방을 간에 다시 축적시킬 수 있다.

셋째, 지방이 간에서 산화되지 않도록 예방한다. 지방간은 간염으로 진행하지 않으면 큰 문제가 되지 않는다. 그러므로 염증을 유발하는 물질을 최대한 억제해야 한다. 이러한 물질 중 가장 흔한 것은 알코올이기 때문에 지방간 환자는 절대 술을 마셔서는 안 된다. 그리고 중금속에 오염된 생선이나 어패류 등도 좋지 않다. 최근 염증을 유발하는 물질을 줄이기 위해 장 치료를 해야 한다는 의견도 있다. 여러 원인에 의하여 장에 문제가 발생하면 이 물질이 흡수되고 장에 해로운 세균이 번식하면서 독소가 만들어져 지방간을 간염으로 진행시킨다는 것이다. 따라서 지방간이 있으면서 평소 배가 더부룩하고, 가스가 차는 느낌이 있고, 변비나 설사를 자주한다면 반드시 장을 치료해야 한다.

마지막으로 지방의 산화를 막는 항산화제를 섭취해야 한다. 항산화제는 안토시안 색소가 풍부한 색깔 있는 채소와 과일을 통해 섭취하는 것이 좋다. 항산화 효과를 나타내는 영양제가 있지만 가능하면 자연에서 섭취하는 것이 바람직하고 농약이 없는 유기농 채소가 좋다. 지방간을 치료하는 방법을 요약해보자면 다음과 같다.

지방간 치료 방법

1. 포화 지방산이나 트랜스 지방산의 섭취를 삼간다.
2. 적당한 운동을 습관화한다
3. 간에 부담을 주는 술이나 방부제가 많은 인스턴트 음식을 삼간다.
4. 밀가루 음식이나 조미료가 많은 음식을 삼간다.
5. 무조건 굶지 않고 적당한 영양소를 섭취한다.
6. 항산화 효과가 있는 색깔 있는 채소나 과일을 섭취한다.

내 몸이 원하는 비타민과 미네랄

비타민과 미네랄이 직접 지방분해를 하는 것은 아니다. 하지만 분해된 지방을 에너지로 사용하기 위해서는 많은 조효소(coenzyme)들이 필요하다. 만일 지방이 분해되었을 때 이러한 비타민과 미네랄이 결핍되어 있다면 지방은 에너지로 소모되지 않고 다시 재합성되어 축적된다. 그러므로 감소된 체중이 다시 증가하는 요요 현상을 예방하고 궁극적으로 지방을 사용하도록 대사를 교정하기 위해서는 비타민과 미네랄을 충분히 공급 해야 한다. 식이 요법을 한다고 무조건 음식을 먹지 않으면 이러한 영양소가 상대적으로 결핍되기 때문에 반드시 지방을 사용하는 데 도움이 되는 영양소를 섭취해야 한다. 지금부터 지방을 분해하는 데 도움을 주는 비타민과 미네랄을 알아보도록 하자.

스트레스에 좋은 비타민 C

지방을 에너지로 사용하려면 많은 효소가 필요한데 이때 거의 모든 비타민과 미네랄이 필요하다. 이 중에서 가장 중요한 것이 비타민 C다. 비타민 C는 에너지를 발생시키는 효소(Na Pump)를 합성 하는 데 반드시 필요하다고 알려져 있다. 실제로 고도 비만인 환자는 정상인에 비해 비타민 C의 농도가 현저하게 낮다. 특히 스트레스를 많이 받는 사람들은 권장량보다 훨씬 많은 양의 비타민 C를 섭취해야 한다.

그렇다면 어떤 비타민 C를 섭취하는 것이 좋을까?

시중에는 수많은 종류의 비타민 C가 판매되고 있다. 하지만 어떤 게 내 몸에 맞는 것인지 판단하기는 어렵다. 또 어떤 사람들은 비타민 C를 복용하면 오히려 속이 쓰리거나 간혹 피부가 가렵고 발진까지 생긴다고 하니 더욱 혼란스럽다. 실제로 흔히 사용되는 합성 비타민 C는 아스코빅산(Ascorbic Acid)으로 위궤양이나 위염이 심한 경우는 위장 장애를 일으킬 수 있다. 특히 합성 비타민C는 수입 원료로 대부분 옥수수, 사탕수수, 고구마처럼 생긴 비트의 설탕 성분에서 추출한 것이기 때문에 원료에 알레르기가 있는 사람은 이상 증상이 나타날 수 있다. 따라서 비타민C를 선택할 때도 자신이 어떤 음식이나 식물에 알레르기가 있는지 의사나 약사와 상의한 뒤 구입하는 것이 좋다.

살이 찌거나 피로감을 호소하는 사람에게 가장 좋은 것은 복합 비타민 C로 사실상 자연 그대로의 식물을 섭취하는 것이 가장 좋다. 하지만 충분한 양의 비타민 C를 섭취하려면 너무 많은 양의 열량을 섭취해야 하기 때문에 오히려 인체에 부담이 될 수도 있다.

그러므로 비타민 C는 성분을 꼼꼼히 확인해야 한다. 우선 녹황색 채소 등에 많이 함유된 항산화제의 일종인 플라비노이드(bioflavinoids)가 충분이 포함되어야 한다. 가장 이상적인 배합으로 아스코빅 산:플라비노이드=2:1을 권장하고 있다. 보통 아스코빅 산 500mg, 플라비노이드 250mg을 처방하는 경우가 많다.

이외에 비타민 C의 효과를 강화시키기 위해서는 마그네슘과 비타민 B5(Pantothenic Acid) 등 여러 종류의 영양소를 배합해야 하므로 자세한 것은 전문가와 상의하는 것이 바람직하다. 그렇다면 얼마나 섭취하는 것이 좋을까?

비타민 C는 수용성이기 때문에 빠르게 대사되어 배설된다. 그러므로 하루에 여러 번 섭취하는 것이 바람직하다. 특히 스트레스를 많이 받는 직장인이나 수험생, 감기와 같은 감염 질환에 걸린 경우에는 많은 양의 비타민 C를 섭취해야 한다. 비타민 C는 권장량이 중요한 것이 아니라 스트레스의 정도에 따라 사람마다 다르게 써야 되기 때문에 자신의 상태를 정확히 진단한 후 자주 섭취하는 것이 바람직하다.

비타민 음료, 오렌지 음료는 비타민 C 섭취에 어떤 도움이 될까?

오렌지에 비타민 C가 많이 함유되어 있는 것은 모든 사람이 알고 있는 사실이다. 그러나 이것을 가공한 음료에도 표시된 함량만큼 함유되어 있을까? 불행히도 비타민 C는 수용성이다. 햇빛과 물을 만나면 파괴된다. 갈색 병으로 햇빛을 피해도 마찬가지이다. 특히 미국에서 수입되는 오렌지 주스는 대부분 가을이나 겨울에 수확한 것인데, 2개월만 지나면 아주 적은 양의 비타민 C만 남게 된다. 이런 오렌지로 가공한 음료에 과연 비타민 C가 얼마나 들어 있을까?

또 하나 따져볼 문제는 바로 오렌지 껍질이다. 오렌지 주스를 가공하는 과정에는 껍질을 포함하는 경우와 그렇지 않은 경우가 있는데 대부분의 플라

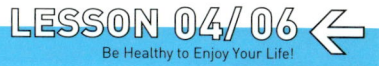

비노이드는 껍질의 하얀 부분에 함유되어 있다. 따라서 껍질을 함유하지 않은 오렌지 주스나 농축액만을 수입해서 가공하는 대부분의 우리나라 오렌지 주스에 기대하는 만큼의 비타민 C가 함유되어 있을지 의문이다. 또 껍질째 만들었다는 오렌지 주스에도 많은 방부제가 포함되어 있을 가능성이 있어 오히려 건강을 해칠 수 있다. 간혹 음식점에 가면 귤이나 오렌지를 먹기 좋게 껍질을 벗기고 하얀 부분을 제거해서 나오는데, 이럴 경우 비타민 C 섭취에는 그리 도움이 되지 않는다.

에너지 대사에 좋은 비타민 B

비타민 B 복합제제의 하나인 판토인산(Pantoic Acid)은 마그네슘처럼 에너지를 생산하는 데 매우 중요한 영양소다. 지방이나 포도당이 세포에서 에너지를 생산하려면 잘게 부서져야 하는데, 이것을 운반하는 조효소가 바로 비타민 B다. 그러므로 판토인산이 없다면 효율적인 에너지 생산을 하지 못해서 쉽게 피로해지고, 에너지로 사용하지 못한 지방이 축적되어 비만이 된다.

이러한 판토인산은 모든 세포에 필요하며 특히 스트레스를 완화하는 호르몬인 부신 호르몬을 생산하는 데 많은 에너지가 필요하므로 부신에는 많은 양이 존재해야 한다. 일반적으로 판토인산은 마그네슘과 비타민 E, 비타민 C와 함께 작용해 에너지를 생산한다. 판토인산은 하루 1,500mg이 필요하

보통 500mg을 하루 3회 섭취하는 것이 바람직하다.

보통 시중에서 판매되는 비타민 B 복합제제를 복용하는 경우가 있는데 이는 평상시 영양 균형을 위해서는 적용할 수 있지만 피로감이 심하거나 체중 조절을 위해서는 보다 많은 양이 필요하다. 특히 자연적인 형태의 비타민 B가 반드시 필요한 사람들도 있기 때문에 의사의 진단이 필요하다.

자연적 형태의 비타민 B는 정제하지 않은 현미에 많이 함유되어 있으며 비타민의 파괴를 막으려면 쌀을 많이 씻지 않고 밥을 해서 먹는 것이 좋다. 이외에도 마늘이나 생강에도 자연 형태의 비타민 B가 많이 함유되어 있으므로 참고하자.

에너지 대사에 필요한 미네랄 – 마그네슘과 칼슘

마그네슘은 에너지 생산에 매우 중요하다. 자동차의 점화 플러그와 같은 역할을 하며 모든 세포에서 에너지를 만들어 주는 미네랄이다. 특히 지방 분해 호르몬을 활성화하는 중요한 역할을 한다. 마그네슘은 비타민 C와 판토인산과 같은 비타민 B와 상호 작용하므로 함께 섭취하는 것이 좋다. 실제 진료하다보면 피곤하거나 감기 증상이 있을 때 마그네슘 제제를 주사하면 환자가 진통제를 맞은 것처럼 편해진다는 말을 자주 접한다. 특히 스트레스를 받는 경우에는 이 영양소의 요구량이 증가하므로 마그네슘과 비타민 C, 판토인산의 섭취를 늘려야 한다. 보통 하루 2~4회 복용하는 것을 권장하며, 스트레스가 아주 심한 경우에는 1시간 간격으로 복용하도록 하는 경우도 있다.

단, 주의해야 할 점이 있다. 마그네슘 중에는 흡수가 잘되지 않는 마그네슘도 있기 때문이다. 변비약으로 사용되는 산화마그네슘은 흡수가 적을 뿐만 아니라 오히려 장 속의 수분까지 배출시키는 효과가 있기 때문에 특별한 경우가 아니라면 피해야 한다. 따라서 몸에서 흡수되는 마그네슘(Mg. citrate)을 섭취해야 하는데, 매일 400mg 정도를 복용하는 것을 권하며 밤에 흡수가 잘되기 때문에 오후 8시 이후 자기 전에 복용하는 것이 좋다. 철분처럼 위장이 약산성을 유지할 때 흡수가 잘되므로 약산성 사과 주스나 토마토 주스, 포도와 같이 복용하고 가능하면 다른 비타민과 함께 복용하도록 한다.

만성 위축성 위염으로 위장에 위산 분비가 잘되지 않는 사람은 베타인(betaine)과 같은 소화 보조제를 같이 복용하는 것이 바람직하므로 의사와 상의해야 한다. 단지 위산이 너무 많아 위장 장애가 있는 경우도 있기 때문에 위장에 문제가 있다면 식사 중에 복용해도 상관이 없다.

마그네슘은 양질의 살코기, 현미와 같이 가공이 덜 된 곡류, 콩, 함초와 같은 해초류나 호두나 잣과 같은 견과류에도 많이 함유되어 있다. 비만 환자라면 간식은 과일 대신에 견과류를 섭취하는 것이 좋다.

칼슘이 뼈의 건강에 좋다는 것은 잘 알려진 사실이다. 그런데 인슐린 분비와 에너지 대사에도 마그네슘과 함께 작용한다. 칼슘도 마그네슘처럼 약산성인 경우 흡수가 잘되기 때문에 마그네슘과 복용하는 방법은 같지만 같이 복용하면 서로 흡수를 방해하므로 1시간 정도의 간격을 두고 복용하는 것이 바람직하다.

또 8시 이후에 복용하는 것을 원칙으로 하되, 마그네슘과 하루 간격으로 번갈아 복용하는 방법도 있다. 칼슘의 하루 복용량은 보통 750~1000mg을 권하며 폐경기 여성의 경우는 400mg 정도 더 복용하는 것이 좋다. 흔히 사용되는 칼슘제형에는 구연산 칼슘(Ca, citrate)과 젖산 칼슘(Ca, lactate)이 있는데, 만약 유제품에 대한 알레르기 반응이 있는 경우에는 젖산 칼슘은 삼가는 것이 좋다.

칼슘 섭취에도 몇 가지 주의할 점이 있다. 우유나 유제품을 섭취할 때다. 시중에서 판매되고 있는 우유에는 두 가지 문제점이 있다. 첫째, 우유에 있는 칼슘 복합제는 멸균 과정에서 사람에게 잘 맞지 않는 칼슘으로 변화된다. 우유에 비타민 D2(Irradiated Ergocalciferol)가 첨가되면 인체의 근육이나 관절에 축적만 되는 형태로 변해 골밀도를 증가시키는 데는 도움이 되지만 많이 복용하면 조직의 석회화(노화)만 유발시키고 에너지를 생산하는 과정에는 이용되지 않기 때문이다.

이러한 문제점을 해결하기 위해 양젖(Goat Milk)이나 생우유(Raw Milk) 혹은 대사용 칼슘제제를 권장하고 있다. 특히, 유제품이나 우유에 알레르기가 있거나 젖산 내성이 있는 경우에는 콩이나 씨앗, 브로콜리나 케일, 시금치와 같은 녹색 식물의 섭취를 늘리는 것이 좋다. 멸치와 같이 뼈까지 먹을 수 있는 어류는 칼슘 공급에 매우 중요하다. 간혹 칼슘을 강화한 가공 식품들이 시판되지만 이러한 칼슘이 조직에 쌓여 석회화를 시키는 형태인지, 피로를 회복하기 위하여 에너지 대사에 사용되는 것인지는 불분명하기 때문에 되도록 자연 식품을 먹는 것이 좋다.

그 밖에 에너지 대사에 필요한 미량 원소

우리 몸에는 아주 적은 양이 존재하지만 건강을 유지하는 데는 매우 중요한 미량 원소들이 있다. 이러한 원소에는 아연, 망간, 셀륨, 몰리브덴, 크롬, 구리, 요오드가 있으며 티탄, 스트론튬과 같은 아주 극소량의 미량 원소도 존재한다.

미량 원소 역시 몸을 안정시키는 역할을 하며 특히 불안하거나 안절부절못하는 경우, 쉽게 화가 나고 짜증이 나는 경우에 이를 완화하는 역할을 한다. 이 때문에 스트레스로 인한 폭식증 예방에도 도움이 된다. 또한 미량 원소도 마그네슘과 같이 공복 상태나 약산성의 과일 주스와 함께 섭취하는 것이 체내에 잘 흡수된다. 미량 원소는 액상으로 복용하는 것이 흡수되기 쉽다. 하지만 미량 원소 제제 중에는 납, 카드뮴, 수은, 비소와 같은 독성 미네랄과 혼합되어 있는 경우도 있기 때문에 반드시 정제를 했는지 확인해야 한다. 미량 원소를 가장 많이 함유하고 있는 것은 새싹 채소이다. 무순이나 두릅, 죽순 등이 좋고 김, 미역, 파래, 청각과 같은 해조류도 좋은 공급원이다.

미량 원소의 부족이나 독성 미네랄에 대한 오염 정도는 모발 검사로 쉽게 확인할 수 있다.

음식의 흡수를 조절하는 섬유질

섬유질은 식사 후 탄수화물과 같은 영양소가 지나치게 빠르게 흡수되는 것을 방지한다. 또한 섬유질은 위장에서 느끼는 공복감을 해소할 수 있다. 그리고 장의 기능을 정상화시키는 데 도움이 된다.

배고픔을 참고 굶게 되면 간장에서도 해독 작용이 빠르게 일어난다. 이렇게 되면 간에서 배출되는 담즙에는 이전보다 많은 양의 독소가 포함된다. 이러한 담즙은 담도를 통하여 장으로 배출되는데 가능하면 장에서 빨리 대변으로 배출되는 것이 바람직하다. 만일 빨리 배출되지 못하면 장으로 다시 재흡수되기 때문에 간에서 해독 작용이 이루어져도 아무런 소용이 없다. 특히 장점막이 건강하지 못하는 '새는 장 증후군'이 있는 환자에게는 더욱 문제가 된다.

섬유질은 담즙과 결합하여 재흡수 되는 것을 막아 배변이 되도록 하는 역할을 하기 때문에 독소를 제거하는 효과가 있다. 만약 섬유질을 충분히 섭취하지 못하면 이러한 장 해독 작용이 일어나지 못해 문제가 생긴다.

인체에 필요한 섬유질은 셀룰로오즈, 반셀룰로오스, 펙틴의 형태로 나눌 수 있으며, 서로 작용하여 인체를 건강하게 하므로 매일 식사 때마다 많은 양을 섭취하는 것이 바람직하다.

섬유질은 식물에 함유된 것이 좋다. 과일은 당을 많이 함유하고 있기 때문에 부신 기능에 이상이 있는 경우 삼가는 것이 좋다. 따라서 가능하면 현미나 가공하지 않은 곡류에서 섬유질을 섭취하는 것이 바람직하다. 최근 시판되는 것 중에 차전자피(질경이과의 식물)로 만든 것이 있는데 매우 좋은 섬유질이며 수분을 흡수하는 역할도 한다. 하지만 시중에 판매되는 섬유질 제제는 상품의 가치를 높이기 위하여 향신료나 인공색소, 당(옥수수에서 추출한 말토덱스트란, 옥수수 시럽, 덱스트로스)이 많이 함유되어 있어 혈당을 상승시키기 때문에 당뇨병 환자에게는 좋지 않다. 심지어 무가당이라고 쓰여진 제품에도 인공 감미료나 말토덱스트린과 같은 당이 함유되어 있으므로 제품을 구입할 때 꼭 성분을 확인하는 것이 필요하다. 키토산도 섬유질의 일종인데 실제 장의 건강에 많은 도움을 준다는 연구 결과가 있지만 이것도 가공 과정에서 어떤 성분이 함유되는지 꼼꼼히 따져보는 것이 좋다.

◉ 내 몸을 살리는 마실 거리

현대인들은 대부분 습관적으로 많은 차와 음료를 마시게 된다. 그러나 이러한 음료에는 많은 당분과 색소 등이 섞여 있으므로 건강을 생각한다면 제대로 알고 마셔야 한다.

녹차(Green Tea)

녹차는 옛날부터 머리를 맑게 하는 성분이 있다고 알려져 있다. 녹차에도 약간의 카페인은 있지만 홍차나 커피보다는 상대적으로 카페인 함량이 적다. 그리고 카테킨과 같은 많은 양의 항산화 성분과 여러 영양소들이 비교적 풍부하게 함유되어 있다. 녹차는 항암 작용과 콜레스테롤 수치를 낮추는 작용도 한다. 물론 몸에 좋은 것도 따져봐야 한다. 오래된 것은 아닌지, 믿을 수 있는 상품인지, 제조 과정은 어떤지 꼼꼼하게 따져보란 이야기다. 때에 따라서 전문가에게 조언을 구하는 것도 필요하다.

녹차는 뜨거운 것, 찬 것, 실온의 것 등 모두 효용성이 있기 때문에 온도는 그리 중요하지 않다. 특히 체중을 조절하기 위해서는 물 대신 녹차를 꾸준하게 먹는 것도 좋다. 물통에 녹차를 우려서 놓고 물 대신 녹차를 꾸준하게 복용하면 다이어트에도 도움이 된다.

물(Water)

물만 바꾸어도 비만이 치료되었다는 보고를 종종 듣는다. 최근 수돗물에 있는 염소가 인체의 대사를 변화시켜 비만을 유발한다는 보고도 있다. 수돗물은 대량으로 공급되어야 하므로 어쩔 수 없이 소독약을 사용하게 되고 완전 정수를 할 수 없으므로 산도(PH)가 인체보다 알칼리성(High PH)이고 많은 입자와 함께 미량이지만 독성 중금속이나 화학 물질(염소, 살충제, PCB, TCE 등) 함유되어 있다. 특히 염소와 불소가 다량으로 함유되어 있으며 끓여 먹으면 바이러스나 박테리아는 사라지지만 중금속은 사라지지 않는다.

최근 정수기 물을 먹는 가정이 많이 늘어나고 있다. 하지만 정수된 물은 미네랄이 함유되어 있지 않은 경우가 많아 미네랄 부족 현상이 나타날 수도 있다. 시중에서 유통되는 생수는 이런 문제를 해결한 물이다. 하지만 유통 과정에서 세균에 감염될 수 있으므로 특히 면역 기능이 감소된 환자에게는 유통기한을 확인하거나 끓여 먹는 것을 권장하고 싶다. 만일 이사를 하거나 회사를 옮긴 뒤 살이 찌거나 만성 피로를 겪고 있다면 한 번쯤은 물을 의심해보는 것이 바람직하다.

지방이 분해될 때도 물은 매우 중요하다. 지방조직에 저장되어 있는 중성 지방은 지방산과 글리세롤로 분해되고, 지방산은 다시 잘게 부서져 미토콘드리아에서 에너지로 이용되지만 일부는 케톤체를 형성하여 글리세롤과 함께 소변으로 배출되기 때문에 충분한 물을 마셔야 한다. 성인은 보통 식사 외에 하루 1~1.8리터 정도 섭취하는 것을 권장한다. 또 물은 위에서 바로 흡수되지 않기 때문에 한꺼번에 섭취하기보다는 조금씩 나누어 자주 마시는 것이 바람직하다.

최근에 몸에 좋다는 심층수나 육각수 등이 자주 소개되지만 어떤 것이 좋다고 말하기에는 아직 연구가 부족하다. 단지 좋은 물을 충분히 섭취하는 것으로 지방분해에 도움을 줄 수는 있다.

과일 주스(Fruit Juice)

결론적으로 좋지 않다. 과당이 반동성 저혈당을 유발하고 껍질까지 갈아서 만들기 때문에 방부제와 같은 화학물질을 함유하고 있을 가능성이 높기 때문이다. 특히 과일 주스에는 숨어 있는 열량이 많다. 사람들은 음료수를 식사라고 생각하지 않기 때문에 이것저것 생각하지 않고 마시는 경우가 많다. 그러면 열량이 과다 섭취되기 때문에 지방이 쌓일 확률이 높아진다. 따라서 되도록 과일 주스보다는 녹차나 물을 마시는 것이 더 좋다.

녹즙(Vegetable Juices)

많은 영양소가 함유되어 있는 신선한 채소는 인체에 유익하며 대부분은

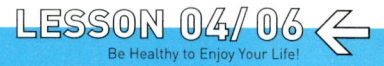

주스로 만들 수 있다. 특히 바쁜 현대인은 채소를 갈아 먹으면 간편하게 영양소를 섭취할 수 있어 좋다.

그러나 너무 많은 녹즙을 섭취하면 갑자기 혈당이 올라가는 사람도 있기 때문에 주의해야 한다. 한 번에 많은 양을 섭취하기 보다는 1컵 정도만 마시는 것이 적당하다. 가능하면 채소의 진액이 마르기 전에 마시는 것이 좋으므로 갈아 먹을 수 있는 기구를 가정에서 구입하는 것이 좋다. 만일 이것이 번거롭다면 비교적 영양소 파괴가 덜한 토마토 주스나 야채 주스를 커피나 탄산 음료 대신에 마시는 것도 도움이 된다. 주스를 고를 때는 항상 성분표시를 확인해야 한다. 열량, 설탕이나 콘시럽, 과당 등의 성분 함량을 확인하여 자신에게 유익한 것을 골라야 한다.

우유(Cow's Milk)

우유는 달걀과 함께 모든 영양소가 골고루 함유되어 있는 완전 식품이며 지방분해에 필요한 단백질의 주요 공급원이다. 하지만 우유도 때에 따라서 문제가 될 수 있기 때문에 알고 마시는 것이 중요하다. 특히 부신 기능이 떨어진 환자에게는 우유가 오히려 해로울 수도 있다. 우유에 많이 함유된 유당(lactose)을 소화시키는 소화 효소가 없는 경우(유당 불내성)가 있기 때문이다. 이러한 유당 불내성은 백인에게서 50%, 흑인에게서 90%, 동양인은 거의 모든 사람이 조금이라도 있다고 알려져 있다. 특히 유당은 쉽게 흡수되어 당을 상승시키기 때문에 혈당 변화가 심하게 나타나는 '롤러코스터 효과'까지 유발하게 된다.

약간의 알레르기 반응은 일시적으로 부신 호르몬의 분비를 자극하기 때문에 기운이 나고 기분이 좋아지는 느낌이 든다. 이럴 경우 유당을 섭취하는 사람은 알레르기 반응이 있으면서도 이를 느끼지 못한다. 하지만 이런 식으로 알레르기가 있는 음식을 계속 섭취하면 만성 피로의 원인이 되기 때문에 주의해야 한다. 우유 알레르기 반응이 있는지 알고 싶으면 어린 시절 기억을 떠올리면 된다. 우유를 먹고 자주 설사를 하지 않았는지, 배가 아파 먹지 못했는지 생각해보고 만일 이런 경험이 있었다면 어른이 되어 적응이 된 것뿐이지 알레르기가 없어진 것은 아니라는 사실을 명심해야 한다.

면역 기능이 저하되면 언제든지 알레르기 반응이 나타날 수 있다. 만일 우유에 알레르기가 있다면 비교적 알레르기 반응이 적은 두유(Soy Milk)나 양젖(Goat Milk)을 먹는 것이 좋다.

두유(Soy Milk)

지방분해를 위해서는 단백질을 많이 섭취해야 한다. 하지만 동양인의 경우 우유에 알레르기 반응이 있는 사람이 많기 때문에 최근에는 두유를 먹는

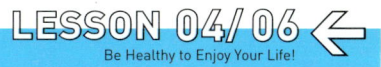

사람들이 늘고 있다. 두유는 비교적 풍부한 단백질과 우유와 거의 비슷한 양의 칼슘을 함유하고 있다. 최근에는 항산화제 성분인 안토시안계 색소가 함유된 검정콩으로 만든 두유도 시판되고 있다. 그러나 두유에도 알레르기가 있는 사람이 있고, 콩단백에는 들어있지 않은 필수 아미노산도 있으므로 두유 섭취만으로는 부족하다. 콩의 부족한 단백질은 쌀 종류에 함유되어 있으므로 발아현미 두유 같은 것을 먹는 것도 좋다.

◉ 내 몸을 망치는 마실 거리

현대인들은 무의식적으로 마실 거리를 찾는다. 시간 때우려고 커피 한잔, 속이 더부룩하다고 콜라 한잔, 기분 좋아 술 한잔. 굳이 말하지 않아도 이것들이 나쁘다는 것을 알 것이다. 그런데 이런 '나쁜 마실 것'들이 주위에 널려 있어 우리의 건강을 위협한다. 이쯤 되면 마실 것들의 공습이다. 지금부터 우리 몸을 망치는 마실 거리에 대해 알아보자.

초코와 딸기 음료

추울 때 핫초코 한잔, 골프나 등산에서 초콜릿은 순간으로 에너지를 발생시키기 때문에 유익할 수 있다. 하지만 핫초코는 카페인과 설탕 덩어리라고 생각하면 된다. 간혹 여자들 중에는 월경 전에 미치도록 초콜릿을 먹고 싶어 하는 사람들이 있다. 실제로 월경 전 증후군과 두통이나 불안감 등과 같은 증상이 있을 때, 초콜릿은 증상을 완화시켜주는 효과를 가지고 있다. 사실 이 경우는 초콜릿에 많이 함유된 마그네슘이 작용을 하는 것이다. 이것을 모르고 먹으면 초콜릿에 들어 있는 열량과 지방 그리고 카페인 때문에 부신 기능이 저하되거나 고갈되기도 한다. 그러므로 이때는 마그네슘을 따로 복용하거나 마그네슘이 많이 함유되어 있는 다시마, 미역, 김 같은 해조류, 아몬드, 잣, 호두 등을 섭취하는 것이 좋다.

카페인 음료

카페인이 지방을 분해한다고 알려져 약물로도 사용하는 경우가 간혹 있다. 그러나 결론부터 이야기하자면 커피와 같은 카페인 음료는 건강에 좋지 않다. 카페인이 심장 근육에 지속적으로 자극을 주기 때문에 부담이 가기 때문이다. 특히 커피(또는 카페인 함유 두통약, 피로회복제 등)를 마시고 잠이 오지 않는 경우를 경험한 적이 있거나, 동료보다 카페인에 예민하다면 과감하게 끊는 것이 좋다.

커피를 피해야 하는 다른 이유로는 커피를 굽거나 갈 때 기름이 생기는데, 이 기름은 쉽게 부패되어 독성이 생긴다. 어떤 사람들은 부패된 커피 기름에 알레르기 반응이 있는 경우도 있다. 또 커피는 노화를 촉진시키는 활성 산소를 발생시키기도 한다. 이렇게 커피가 해롭다는 것을 알면서도 중독성 때문에 끊는 것이 쉽지 않다. 그래서 커피의 문제점을 보완하고 제대로 즐길 수 있는 방법을 몇 가지 제안해 본다.

커피 건강하게 즐기기

1. 커피가 해롭다는 것을 인식하고 가능하면 몸에 좋은 녹차나 결명자차 같은 것으로 대체한다.
2. 견과류와 같은 건강한 간식을 함께 한다.
3. 좋은 커피를 직접 갈아서 신선한 상태로 마신다.
4. 크림과 시럽은 절대 넣지 않는다.
5. 오후에는 커피를 마시지 않는다.
6. 커피 때문에 부족해지는 마그네슘, 칼슘, 비타민 B, 비타민 C, 카테킨과 같은 항산화제를 같이 섭취한다.
7. 커피 잔의 크기를 줄인다.

술(Alcohol)

흔히 술을 많이 마시면 살이 찐다고 한다. 이른바 '술살'이다. 도대체 술과 비만은 어떤 관계가 있을까? 또 술은 우리 몸에서 어떤 작용을 할까? 지금부터 술에 대해서 알아보자.

술은 대부분 탄수화물로 구성되어 있어서 설탕이나 밀가루보다도 빨리 흡수되어 혈당을 상승시킨다. 실제로 열량도 매우 높다. 소주 3잔이 밥 1공기와 거의 같다. 다행히도 알코올은 간 기능이 정상일 때는 축적되지 않고 대부분 소비된다.

술이 지방을 분해하는 데 정말 문제가 되는 이유는 다음과 같다. 첫째, 술은 뇌 기능 억제작용한다. 음식이 어느 정도 들어오면 배가 부르다는 느낌을 뇌에서 느끼게 된다. 술에 취하면 뇌 기능이 억제되어서 포만감을 느끼지 못한다. 기회가 된다면 술을 마시지 않은 상태에서 술을 마신 후 먹은 음식을 생각해보라. 아마 자신이 어떻게 그 많은 양을 먹었는지 놀라게 될 것이다. 과음하면 토하는 것도 이 때문이다. 둘째, 간 기능이 저하된다. 술은 간에서 해독되기 때문에 술을 먹으면 간이 나빠진다. 그러면 간에서 지방산을 소비하지 못해 그대로 쌓이는데, 이러한 현상을 알콜성 지방간염(Alcoholic Steatohepatitis)이라고 한다. 알코올성 지방간이 진행되면 간이 제 기능을 하지 못해서 또 지방이 쌓인다. 악순환이 계속되는 것이다. 따라서 다이어트에는 특히 쥐약이다. 살을 빼고 싶다면 술부터 끊어야 한다.

탄산 음료

콜라와 같은 탄산 음료는 생각만 해도 상쾌하다. 톡 쏘는 맛이 기름기 있는 음식을 먹었을 때나 속이 더부룩할 때 청량감을 제공한다. 하지만 탄산 음료는 설탕, 인공 감미료, 카페인의 결합체. 최근 무가당이라고 하는 인공 감미료도 뇌신경을 흥분시켜 부작용을 초래할 수도 있다는 연구 결과도 있었다. 따라서 탄산 음료는 처음부터 되도록 마시지 않는 것이 좋다.

　이처럼 건강을 위해서는 일상생활에서 흔히 마시는 것부터 주의해야 한다. 건강할 때는 특별한 문제가 없을 수 있지만 이러한 것은 서서히 건강한 몸을 병들게 한다.

◉ 내 몸에 좋은 채소, 알고 먹자

　살을 빼야 한다고 무조건 먹지 않는 것은 옳지 않다. 그렇다고 아무거나 먹을 수도 없다. 그래서 권장하는 것이 채소다. 요즘은 '웰빙'이라 해서 채소가 더욱 중요시되고 있다. 보통 현대인은 하루에 6~8접시 정도의 채소를 섭취하는 것을 권장한다. 특히 연녹색, 빨강, 황색, 자주색, 노란색 등 5가지의 색깔을 골고루 갖추어 먹는 것이 좋다.

　채소에는 탄수화물과 단백질뿐만 아니라 비타민과 미네랄, 항산화 작용을 하는 안토시아닌 색소가 많이 함유되어 있다. 또 필수적인 섬유질이 풍부하게 함유되어 있고 다른 음식보다 열량도 적다. 현대인과는 딱 맞는 궁합이라고 할 수 있다.

　하지만 채소를 먹을 때도 그 방법이 중요하다. 가능하면 채소에 들어 있는 영양소를 파괴하지 않도록 요리를 해야 한다. 가장 이상적인 방법은 요리하지 않고 그대로 먹는 것이지만 유기농 채소에는 기생충, 하우스에서 키운 채소에는 농약 성분이 남아 있을 수 있기 때문에 이를 고려하면서 다양한 방법으로 요리는 게 좋다. 비타민 C나 엽산은 열에 매우 약하기 때문에 튀기거나 고온에서 오래 끓이는 것보다는 살짝 데치거나, 단시간에 볶는 방법이 더 좋다. 따라서 건강을 생각한다면 먹기 직전에 요리해서 먹어야 한다. 예를 들어 시금치국 같은 것을 끓여서 3일 동안 먹어봤자 2일 동안은 영양소가 거의 파괴돼 건강에 별 도움이 안 된다는 말이다. 다만 녹황색 식품에 많이 함유된 카로틴과 마그네슘과 같은 미네랄은 열에 강하기 때문에 시간이 부족해 바로 요리해 먹기 어려운 사람은 토마토 같은 채소를 요리해 두었다가 먹는 것도 좋다. 또한 채소라고 하면 밭에서 나는 것만 생각하는 경우가 많은데 해조류도 이에 속한다. 특히 우리나라 사람들이 즐겨 먹는 미역, 김은 섬유질과 함께 매우 좋은 식물성 단백질과 미네랄이 함유되어 있다. 새싹 채소는 종류가 다양하고 섬유질도 부드러워 소화가 잘되는 편이다.

따라서 자신이 채소를 잘 먹지 않는다고 느낀다면 해조류와 새싹 채소가 함께 하는 새싹 비빔밥을 점심 메뉴로 선택해보자. 한결 건강해지는 느낌이 들 것이다. 다만 새싹에는 핵산이 많이 함유되어 있기 때문에 고요산증(hyperuricemia) 환자는 삼가야 한다.

◉ 지방을 태우기 위한 운동 Tip

 지방을 태우는 데는 유산소 운동이 좋다. 운동 강도는 낮게, 기간은 오랫동안 실시해야 효과를 볼 수 있다. 장거리 수영, 천천히 달리기, 에어로빅 체조, 배드민턴 등이 대표적이다. 반대로 무산소 운동은 지방보다는 당이나 글리코겐을 에너지로 사용하는 운동으로서 단거리 달리기, 역도와 같은 순간적으로 강력한 힘을 발휘하는 운동이다. 최근에는 이러한 유산소 운동과 무산소 운동을 복합적으로 하는 순환 운동을 추천하고 있다. 무산소 운동을 병행하는 이유는 근력을 강화시켜 지방을 에너지로 사용하는 미토콘드리아의 기능을 보강하기 위해서다. 순환 운동은 스트레칭을 포함한 관절 운동(10분) 팔굽혀펴기(5분), 천천히 달리기(10분), 쪼그리고 앉았다 일어나기(5분), 빠르게 걷기(10분) 등이 있으며, 이외에도 자신에게 적합한 동작을 처방받아 지루하지 않도록 무산소 운동과 유산소 운동을 번갈아 실시하는 것이 좋다. 이 책에서 강조하고 싶은 것은 이러한 운동을 하는 요령이다. 보기 좋은 '몸짱'을 만들기 전에 안팎으로 건강한 몸을 만드는 것이 우선이기 때문이다.

 첫째, 운동 1시간 전에는 가능하면 음식은 먹지 않는 것이 좋다. 저장된 지방을 사용하려면 일단 혈중에 사용될 영양분이 없어야 하기 때문이다.

 둘째, 운동 후 1시간은 음식은 물론 찬물도 마시지 않는 것이 좋다. 지방 분해는 운동 후에도 지속적으로 일어난다. 그리고 지방이 연소될 때는 몸에서 열이 나게 된다. 하지만 운동 직후 음식을 먹게 되면 오히려 소화 흡수도 잘되고 저장된 지방을 사용하는 것이 중지된다. 앞서 설명한 것처럼 찬물은 지방이 타는 것을 방해하기 때문에 만약 목이 마르다면 조금씩 미지근한 물을 섭취하는 것이 좋다.

LESSON 05

배고픔 다이어트 실전
내 몸에 딱 맞는 다이어트

Lesson 5 배고픔 다이어트 실전
내 몸에 딱 맞는 다이어트

만일 4장까지 내용을 실행했는데도 만족할만한 결과를 얻지 못했다면 자신을 좀 더 분석해 보자. 지피지기면 백전백승이다. 이번 장에서는 자기 몸을 찾아 떠나는 여행을 해보자.

◉ 2도 변화

변화는 180도의 전환으로 이루어지지 않는 것인지도 모른다. 그런 식으로 하려다가 괜히 애만 쓰고 아무런 해결점도 찾지 못하는 때가 더 많았다. 진정한 변화는 마음과 행동을 약간씩만 조정하는 2도 변화를 통해 오는 것일지도 모른다. 깨진 창을 고치고, 작은 액자를 채우고, 더 많은 것을 보기 위해 작은 것에 초점을 맞추며, 운전대를 2도 정도만 돌리는 작은 일들 말이다.

– 존 트렌트의 《2°변화》 중에서 –

이 글을 읽고 느낀 것은 자신의 신체는 조그마한 노력에 의하여 변화 될 수 있다는 것이다. 어떤 약을 먹는다기보다는 조그마한 노력으로 스스로의 건강한 변화를 느껴보자.

나이, 성, 비만도, 자신의 대사 상태(지방분해 능력)나 질병 등에 따라 개인에 적합한 선택이 필요하다.

◉ 나만의 맞춤 영양치료 찾기

건강을 위해서는 영양 관리가 필요하다. 하지만 개인마다 목적이 다르고 영양소를 이용하는 대사 능력에 차이가 있기 때문에 자신에게 적합한 영양 관리가 반드시 필요하다. 그러므로 살을 빼기 전에 자신의 특성을 파악해야 한다.

비만도

건강을 위해 살을 빼기 전에 우선 자신의 비만도를 체크해야 한다. 비만도는 보통 체질량지수라는 것으로 평가한다. 몸무게는 키에 영향을 받기 때문에 체질량지수는 체중에 키를 반영한 값을 말한다. 남자와 여자 모두 계산하는 방법은 같다.

체질량지수(Body Mass Index) = 자신의 체중(kg)/키(m)² 이다. 여기서 주의할 것은 키를 cm 단위가 아니라 m로 제곱해서 계산해야 한다는 것이다. 예를 들면 키가 160cm이고 체중이 66kg이라면 66/(1.6 x 1.6)는 약 25.8kg/m²로 계산된다. 이 값으로 비만도를 평가한다. 한국인 기준으로 25kg/m²이상이면 비만으로 판정한다. 체중 조절이 필요한 상태이다. 여자와 남자 기준 값이 같다.

23kg/m²이상이면 체중 조절이 필요하고 30kg/m²이상이면 반드시 체중 조절을 해야 한다. 저체중이나 정상 체중의 경우는 다음에 설명할 해독 다이어트 기간 중에 단식기간을 갖지 않고 절식만 하면 되며 절식기간도 5일 정도면 충분하다. 이러한 경우는 주로 아토피나 여드름 만성피로 외에 만성 질환을 치료하기 위한 면역력을 조절하는 데 이용할 수 있다. 대부분의 중금속이나 알레르기 유발 물질은 지방세포에 축적되어 있기 때문에 이를 제거하는 목적으로 이용된다. 정기적으로 실시할 필요는 없고 증상이 재발하는 경우 1개월에 1회 정도 권장한다.

만일 과체중 이상이라면 7일간

● 체질량지수에 따른 비만도 분류(대한비만학회)

체질량지수	비만도
18.5kg/m² 이하	저체중
18.5–22.9kg/m²	정상
23–25kg/m²	과체중
25–30kg/m²	1단계 비만
30kg/m² 이상	2단계 비만

의 해독 프로그램(113쪽 참고)을 그대로 적용하면 된다. 단지 과체중은 단식 기간을 1일 정도로 제한하고 1단계 비만 이상은 가능하면 2일 정도의 단식 기간을 갖는다.

성(性)

남자와 여자는 호르몬이나 생활 양식에 많은 차이가 있다. 그중 다이어트를 하는 데 차이가 나는 것은 바로 성격이다. 남자는 귀찮은 것을 싫어하기 때문에 이 책에 나오는 방법을 완벽하게 실천하는 것은 불가능에 가깝다. 특별한 직업이 없는 경우는 예외지만 사회생활을 하다보면 술자리나 식사 약속과 같은 방해 요소가 너무 많다. 그러므로 휴가처럼 비교적 시간 여유가 있을 때 7일간의 해독 프로그램을 적용해보고 만일 그것도 어렵다면 간단하게 생각하자. 먼저, 일주일 동안만 이전에 먹던 양의 반으로 줄인다. 그리고 다음과 같은 음식은 적어도 일주일간 피하도록 하자.

● 피해야 할 음식

육류	유제품	곡류	밀가루 음식	가공식품	짠 음식
돼지고기, 소고기, 닭고기	치즈, 우유 요구르트	녹두, 수수 팥	빵, 면류	통조림 패스트푸드 인스턴트 식품	된장, 고추장 김치

처음부터 완벽하게 시행할 생각은 하지 않는 것이 좋다. 조금씩 생활 패턴을 바꿔보는 것부터 해보자. 조금씩 허리둘레가 줄어드는 것을 느낀다면 그때부터는 누가 시키지 않아도 저절로 하게 된다. 위의 식이 요법을 실천하다보면 점점 몸짱이 되어가는 자신을 느낄 수 있을 것이다. 부부가 같이 해보는 것도 좋은 방법이다. 운동을 함께하며 이런저런 이야기를 하다보면 관계도 좋아질 수 있다.

다이어트와 나이

나이가 들면 다이어트에 더욱 어려움을 겪게 된다. 지방을 에너지로 사용하게 하는 성장 호르몬이 감소하기 때문에 부족한 영양소를 지방에서 찾기보다는 근육이나 뼈에서 찾아 사용하게 된다. 그러므로 나이가 너무 많거나 호르몬에 문제가 있는 경우에는 무조건 굶어서는 안 된다. 여자는 40대 후반 남자는 50세 이상이 되면 체지방을 줄이는 다이어트는 신중해야 한다. 잘못하면 근육이 감소하고 골다공증이 발생할 위험성이 커진다. 정확하게 자신의 상태를 알려면 정밀한 호르몬 검사가 필요하다. 쉽게 말해 돈이 필요할 때 집값(근육이나 뼈)이 폭락할 가능성이 있는 정기 적금(지방)을 찾는 것보단 집값이 더 떨어지기 전에 팔아버리는 것이 유리하기 때문이다. 나이가 들면 바로 이런 상황이 된다. 그러므로 경제 상황을 고려하듯이 체중 감량을

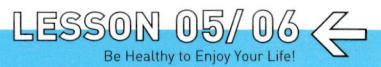

시도해야 성공할 수 있다. 하지만 단순하게 해독을 목적으로 한다면 수분을 많이 섭취하고 삼가야 할 음식만 먹지 않으면 되므로 큰 문제는 없다.

다이어트와 직업

직장생활을 하다보면 자신을 위해 시간을 투자하기 어렵다. 특히 야근이 잦은 사람들은 더더욱 그렇다. 하지만 이들이야말로 정말 해독 프로그램이 필요하다. 규칙적인 식사를 하지 못하고 인스턴트 식품으로 끼니를 때우고, 밤늦게까지 일하려고 커피와 같은 카페인 음료를 마시고 배고프면 허겁지겁 빨리 먹어야 하는 그런 사람들 말이다. 이들에게 감히 직장을 포기하고 자신을 위해 투자하라고 말하기는 어렵다. 그래서 가능하면 직장에서도 적용할 수 있는 방법을 생각해보라고 한다. 아침 식사하기, 도시락 싸기, 커피 줄이기 또는 녹차로 바꾸기, 설탕 줄이기, 패스트푸드 먹지 않기, 밀가루와 같은 가공식품 먹지 않기, 기존 식사량에서 3큰술만 덜기, 배고픔 즐기기, 걸어서 다니기 등. 모두 할 수는 없어도 한두 가지는 시도해보자. 절대 못 할 것이라고 포기하지는 말자.

배고픔을 참으면 안 되는 몸도 있다

배고픔을 참지 못하거나 억지로 배고픔을 참으면 문제가 되는 몸도 있다.

갑상선 호르몬 이상, 당뇨병 등을 앓고 있는 몸이다. 갑상선 기능 항진증인 경우 대사가 활발해져서 에너지 소비량이 증가하기 때문에 많이 먹게 되고, 또 많이 먹어도 살이 찌지 않는다. 그런데 이러한 경우 식사를 줄이면 근육을 에너지로 사용하기 때문에 매우 위험하다. 당뇨병도 당을 조절하기 위해 인슐린이나 경구용 혈당강하제를 먹는 경우 함부로 식사를 거르거나 오랫동안 굶게 되면 저혈당이 나타나기 때문에 오히려 해가 된다.

이외에도 부신 호르몬 기능 저하나 호르몬 분비가 원활하지 못한 경우에도 함부로 굶으면 안 된다. 그러므로 자신이 만성적인 질환을 가지고 있거나 최근 피곤함이 심해졌다면 반드시 확인 후 해독 다이어트 프로그램을 시행해야 한다.

맞춤형 다이어트를 위한 검사법

자신의 몸 상태를 더욱 정확하게 알고 싶다면 병원에서 검사를 받아보는 것도 좋은 방법이다. 먼저, 체구성 검사(Body Composition)는 전기 저항을 이용해 우리 몸의 근육, 골격 그리고 체지방의 비율을 알 수 있는 검사법이다. 체중이 많다고 모두 비만은 아니다. 예를 들어 근육이 많은 운동선수는 키에 비해 지방보다는 근육이 상대적으로 많다. 사람마다 근육, 골격, 체지방 비율이 다르므로 정확한 진단을 위해서 체구성 검사를 해봐야 한다.

또 내장 안의 지방을 검사하는 내장지방 검사도 있다. 많은 사람들이 처진 뱃살 때문에 고민한다. 보통은 나잇살로 치부하기 쉬운데, 사실 복부비만이 가장 위험하다. 우리나라에서는 복부둘레가 남자 90cm이상 여자 80cm이상인 경우 복부비만이라고 한다. 그런데 같은 복부비만이라도 지방이 피부 밑에 쌓이는지, 내장에 쌓이는지에 따라 위험 정도가 다르다. 내장지방은 간과 가까운 곳에 분포되어 있어서 고지혈증과 당뇨병, 심장질환을 일으킨다. 따라서 자신의 처진 뱃살이 내장지방에 의한 것인지, 피하지방에 의한 것인지 명확하게 구분해야 한다. 이를 위해서 내장지방 검사가 필요하다. 보통은 컴퓨터 단층촬영을 하는데 특히 이 방법은 근육량도 측정할 수 있기 때문에 운동 프로그램을 짤 때도 도움이 된다.

지방을 분해할 수 있는 몸

배고픔을 즐기려면 필요한 에너지를 지방조직에서 꺼내 사용하는 능력이 정상이어야 하는데, 간혹 이러한 과정에 문제가 있는 사람들이 있다.

저장된 지방을 분해하는 효소는 여러 호르몬으로 조절되는 호르몬 감수성 지방분해 효소(Hormone Sensitive Lipase)다. 따라서 지방이 분해되려면 이러한 호르몬들이 제 기능을 해야 한다. 갑상선 호르몬, 성장 호르몬 등이 대표적이다.

자신의 몸이 지방을 얼마나 분해할 수 있는지 알 수 있는 방법도 있다. 우선 저장된 지방이 분해되면 지방산(Free Fatty Acid)이 되는데 이것의 농도를 혈액에서 측정할 수 있다. 또 지방산은 소변으로 케톤체를 형성해서 배설되므로 소변에서도 간접적으로 측정할 수 있다. 개인의 지방분해 능력을 측정하는 것은 해독 다이어트에 매우 중요하다. 그래서 정상적으로 지방이 분해되지 않는 사람들은 지방분해 능력을 정상화시켜야 한다. 또한 당뇨병과 같은 내분비 질환을 앓고 있는 사람도 자신의 어디가 문제인지 정확하게 검사해야 한다. 전문 클리닉에서는 다음과 같은 검사로 지방분해 능력을 판단한다.

· 호르몬(성장 호르몬, 갑상선 호르몬, 인슐린, 성 호르몬 등) 검사
· 지방조직 감수성 지방분해 효소 검사
· 지방산(Free Fatty Acid) 검사
· 소변 케톤체 검사

지방분해를 방해하는 것들

지방분해에서 염증의 중요성은 이미 언급한 바 있다. 살이 찌면 염증이 발생하고 염증은 대사에 문제를 일으킨다. 그러므로 지방을 에너지로 사용하

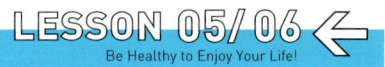

기 위해서는 염증 치료가 필수적이다. 이때 단순하게 항염제(아스피린, 타이레놀, 애드빌과 같은 약물)만을 사용해서는 안 된다. 항염제는 단순한 염증 반응 만을 억제하는 효과만 있기 때문에 소염 작용이나 해열 작용 외에는 기대하기 어렵다. 그러므로 염증의 근본적인 원인을 치료하거나 염증 반응의 초기 단계(사이토카인, NFkB 단계)에서 치료가 이루어져야 한다. 최근에는 염증을 일으키는 아라키돈산의 양을 줄이는 항염증 다이어트(존 다이어트)를 권장하기도 한다. 전문 클리닉에서는 다음과 같은 혈액 검사로 염증의 활동성을 판단한다.

- 총 혈액(CBC, ESR) 검사
- 반응성 단백질(Hs-CRP) 검사
- 사이토카인(TNF-a, interleukin) 검사

해독 진단법

해독은 앞서 설명한 것처럼 지방분해를 방해하는 물질(염증유발 물질)을 제거하고 자신에게 저장된 지방을 사용하도록 하는 것이다. 그러므로 우선 염증을 유발하는 질환이 있는지 진단을 해봐야 한다.

특히 비염, 편도선염, 장염, 관절염, 축농증(비굴염), 알레르기 질환과 같

은 만성 질환이 있다면 정확한 진단이 필요하다. 이런 염증보다 심각한 것은 간과 함께 독소로부터 우리 몸을 보호하는 장에 염증이 생겼을 때다. 장 운동에 문제가 있어 해로운 물질을 빨리 배설하지 못하거나(변비) 장점막에 구멍이 생겨서(새는 장 증후군) 해로운 물질을 차단하지 못하면 이물질이 혈액 내로 들어가서 몸 전체에 염증을 유발하기 때문이다.

평소 변비나 설사를 반복하고 배에 가스가 많이 차는 사람이 피곤하거나 특별한 원인 없이 몸이 쑤시고 두드러기와 같은 피부 질환이 자주 생긴다면 꼭 한번 의심해야 한다. 이러한 경우 에너지를 효율적으로 생산하는 대사가 정상적으로 이루어지지 못하므로 빨리 치료해야 한다.

또한 오염된 생선이나 치과의 아말감 치료 때문에 중금속이 인체에 축적되면 염증 반응이 일어날 수 있다. 이러한 염증 반응은 강도가 약해서 열이 나거나 피부가 뻘젛게 되는 현상이 나타나지는 않지만 만성 피로의 원인은 될 수 있다.

중금속 축적 때문에 생기는 염증은 혈액에서도 검사할 수 있으나 조직을 직접 검사하는 *모발 검사 등으로 알 수 있다.

LESSON 05/06
Be Healthy to Enjoy Your Life!

● 모발 검사의 예

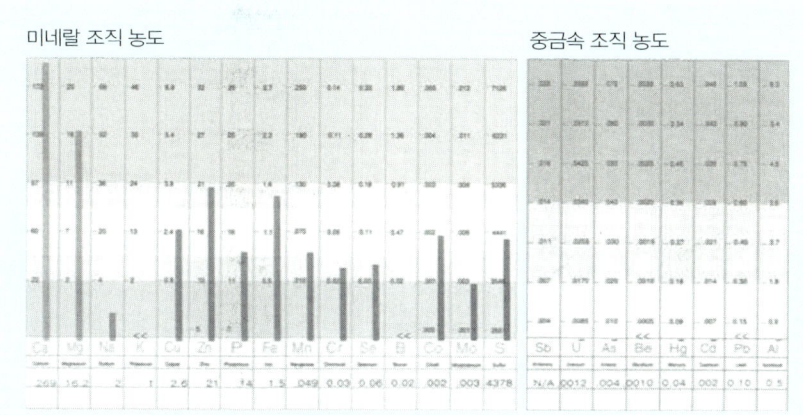

*모발 검사는 혈액 내의 영양소가 조직에 어떤 영향을 주는지 평가하는 방법이며 조직을 직접 분석해 중금속에 의한 중독과 미네랄의 불균형을 진단하는 방법으로 맞춤 영양 치료의 기본이 된다.

● 전문가와 함께하는 7일 해독 프로그램

이 방법은 배고픔을 찾아주고 저장된 지방을 사용할 수 있도록 유도하는 방법으로 일명 해독 다이어트 프로그램이라 한다. 지방에 저장된 이물질을 배출하는 방법이다. 오해하지 말아야 하는 것은 '독'이라는 개념이다. 여기서 말하는 독은 뱀독처럼 치명적인 독이 아니라 인체에서 효율적으로 에너지를 생산하는 데 방해가 되는 모든 염증유발 물질을 말한다. 이러한 물질들은 인체에서 지방의 에너지 생산 과정을 방해해 만성 피로의 원인이 될뿐만 아니라 인체의 면역 기능과 자연치료 기능을 방해한다. 지금부터 제안하는 '7일 해독 프로그램'은 일주일 동안 집에서 스스로 할 수 있는 방법으로 사람의 자연치료 기능을 강화하고, 불필요한 독소를 배설하도록 해 건강을 되찾게 하는 방법이다. 쉽게 말해 차의 엔진오일을 바꾸어 주는 것과 비슷하다. 인체의 체액을 깨끗하게 정화하여 우리 몸이 고장 나는 것을 방지하는 방법이다. 만일 자신이 비만이거나 알레르기와 같은 만성 질환을 가지고 있다면 한 달에 한 번, 일주일 동안 해독 프로그램을 시행해 보는 것이 바람직하다.

해독 프로그램을 시행하기 전에 만성 질환이나 체력에 이상이 있다면 반드시 의사의 지시를 따라야 한다. 전해질 균형이나 간과 신장의 해독 능력, 독이 축적된 정도와 장의 기능에 이상이 있는지 반드시 평가한 후 자신에게 맞는 처방을 받고 가장 효과적인 프로그램을 정해야 한다.

1단계 : 첫째 날 – 금식기

저장된 지방을 사용하게 하는 첫 단계는 혈액 내의 에너지를 사용할 수 있는 연료(영양소)가 없다는 것을 알려주는 것이다. 따라서 혈당이 저하되고 글리코겐이 분해되는 시간(약 24시간)까지는 음식을 먹어서는 안 된다. 아주 힘든 과정이지만 꼭 시도해보자. 정말 새로워지는 자신을 경험할 수 있을 것이다. 이 기간에는 물이나 감잎차, 둥글레차, 이온 음료 등만 마시며 하루나

이틀을 견뎌야 한다. 주의할 점은 반드시 하루 8컵 이상 물을 마셔야 한다는 것이다. 지방이 분해가 되면 케톤이라는 것이 형성되어 몸속의 수분과 같이 배설되는데, 물을 충분하게 섭취하지 않으면 인체에 해로운 물질들이 충분히 배설되지 않고 탈수현상이 나타날 수 있기 때문이다.

또한 옥수수 수염차나 커피와 같이 이뇨 작용이 있는 차는 삼가야 한다. 물론 술, 담배, 카페인 음료도 절대 금물이다. 또 이 기간 동안은 운동, 사우나, 반신욕 등 땀을 내는 것도 되도록 하지 말아야 한다. 약물도 당뇨병이나 고혈압과 같이 꼭 먹어야 하는 사람 이외에는 금하며 혈당강하제나 인슐린 주사를 맞고 있는 당뇨병 환자의 경우는 혈당을 체크하며 조절해야 한다. 만일 이 기간 동안 어지러움을 느끼거나 불편함이 있으면 즉시 중단하고 전문가와 상의해야 한다.

건강에 큰 문제가 없는 사람들의 경우에는 대부분 성공한다. 보통, 사람들은 한 끼를 굶을 때 가장 배고픔을 느끼고 두 끼부터는 기운이 빠지다가 세 끼를 굶으면 다시 몸과 마음이 편해진다고 한다. 이와 달리 끼니를 굶을 때마다 점점 힘이 든다면 몸에서 지방을 꺼내 쓰지 못하고 있다는 증거이기 때문에 일단 중단했다가 한 달 후에 다시 시도하는 것이 바람직하다. 이 단계를 성공한 사람들은 다음 단계로 넘어간다.

2단계 : 둘째 날부터 셋째 날까지 – 소식기

금식기가 끝났다고 바로 이전처럼 식사를 하는 것은 금물이다. 금식 이후에는 위장 운동이 둔해져서 음식은 제대로 소화하지 못하고 오히려 염분을 흡수해 쉽게 몸이 붓거나 체한다. 하루 동안 고생한 것이 모두 물거품이 되어버리는 것이다. 그러므로 서서히 적응하는 과정이 매우 중요하다. 이 기간 동안에는 가능하면 간과 신장에 부담이 가지 않는 음식을 섭취함으로써 지속적으로 해독을 유지해야 한다. 지시하는 음식 외에는 다른 음식은 섭취하지 않는다. 그리고 가능하면 양념과 소금 간(4g 이하)을 적게 한다. 소금 4g은 라면 스프 1개 정도에 함유되어 있는 양이다. 하루에 라면 스프 한 개 정도의 염분만을 섭취해야 하므로 아주 싱겁게 먹어야 한다. 그리고 이 기간 동안 아래 표와 같은 같은 음식이나 기호식품은 피한다.

그런데 이 음식들을 모두 먹지 않는다면 실제로 먹을 것이 마땅치 않다. 심지어 어떤 환자는 "그냥 굶는 것이 나아요"라고 말하기도 한다. 하지만 그

● **피해야 할 음식**

육류	유제품	곡류	밀가루 음식	가공식품	짠 음식
돼지고기, 소고기, 닭고기	치즈, 우유 요구르트	녹두, 수수 팥	빵, 면류	통조림 패스트푸드 인스턴트 식품	된장, 고추장 김치

건 잘못된 생각이다. 이 기간에는 장의 운동이 점점 줄어들어 음식을 먹게되면 더 고통스럽기 때문이다. 힘들더라도 비타민이나 미네랄이 많이 들어간 채소 위주의 식단을 유지하면서 꾸준히 참고 따라야 한다. 도중에 포기하고 싶은 마음이 든다면 날씬해진 자신의 모습을 그려 보라.

해독 프로그램을 실시할 때는 아침에 일어나서 항상 1컵 정도의 생수(변비가 있는 경우에는 레몬 또는 홍초을 넣으면 장을 자극하기 때문에 장 운동이 촉진되어 더욱 좋음)나 카페인이 덜 함유된 녹차를 마신다. 변비가 있는 분들은 현미식초나 감식초를 생수와 섞어 마시는 것도 좋다. 그리고 가벼운 체조를 한다.

아침은 쌀밥과 같은 고형식보다는 현미죽 1/2~2/3공기를 기본으로, 반찬은 백김치, 맑은 장국, 유기농 채소로 하고 후식은 토마토나 카페인이 적은 결명자차 등이 좋다. 부족하다고 생각되면 과일(바나나, 파인애플, 감 제외)을 간 것과 카페인이 적은 녹차, 레몬 티, 레몬에이드 등의 간식을 먹는 것도 괜찮다.

점심은 활동량이 많으므로 아침보다 양을 약간 늘려도 된다. 하지만 첫날부터 양을 많이 늘리지 말고 서서히 늘리되, 1공기 이상은 먹지 않는다. 직장인은 도시락을 가지고 다니는 것이 좋다. 만일 귀찮다면 죽이나 순두부 정도로 식사를 한다. 죽은 부피가 크므로 밥공기로 1공기 정도가 적당하다. 요즘은 죽의 종류가 다양하다. 가능하면 소고기나 전복죽 보다는 야채죽이나 흑임자죽이 좋고 짜거나 얼큰한 종류는 피한다. 또 중간중간에 가능한 한 많이 물과 차를 마시는 것이 좋다. 좀 어렵지만 저녁은 가능하면 먹지 않는다. 만일 갈증이 심하면 야채 스프나 오이 한두 개 정도만 먹는다. 사실 이런저런 약속이 많은 직장인들은 저녁을 굶는 것이 가장 어렵다. 그래도 날씬하고 건강한 몸매를 생각하면서 가능한 한 저녁 약속은 잡지 말자.

소식기 때는 의사와 상담을 통해 정확한 진단을 받아보는 것이 바람직하다. *소변 유기산 검사와 같은 방법으로 장에 해를 끼치는 세균의 정도와 종류를 알 수 있다.

● 소변 검사의 예

장내 유산균-세균 균형		
검사항목	%Status	결과치
Benzoate	78%	0.47
Hippurate	1%	2.47
Phenylacetate	3%	0.1
P-Hydroxybenzoate	24%	1.63
P-Hydroxyphenylacetate	-24%	5.75
Tricarballylate	1%	0.1
HPHPA	-21%	11.56
5-hydroxymethyl-2-furoic	1%	0.23
Dihydroxyphenylpropionate	5%	0.1

*소변 유기산 검사

소변 유기산 검사는 소변을 이용하여 장내 해가 되는 세균이 만들어 내는 물질을 간접적으로 이용해 장에 해가 되는 세균의 정도와 종류를 파악하는 방법이다. 또한 몸 안에 상대적으로 부족한 비타민과 미네랄 항산화 물질을 파악할 수 있는 검사다.

넷째 날과 다섯째 날 – 보식기

이때부터 밥과 같은 고형식을 먹어도 된다. 쌀이나 현미죽 2/3 공기와 절편과 같은 떡, 백김치, 맑은 장국, 유기농 채소 등을 먹거나 샐러드를 곁들인 통밀빵(버터나 드레싱은 하지 말고)을 먹는 것도 괜찮다. 음식을 선택할 때는 설탕이나 꿀, 인공 감미료, 잼, 옥수수, 밀가루 등으로 가공한 음식은 되도록 멀리 한다.

신선한 채소는 매우 좋다. 가능하면 농약이나 방부제가 들어 있지 않은 유기농 채소가 좋고, 삶거나 데쳐서 나물로 먹는 것을 권장한다. 이때 소량의 참기름과 들기름 정도는 넣어도 된다. 가능하면 간(소금)을 적게 하고 올리브유나 사과식초를 이용한 드레싱을 곁들인다. 케첩, 마요네즈, 카레, 머스터드와 같은 소스는 절대 삼간다.

과일은 따로 간식을 이용해서 먹고 당분의 함량이 많은 바나나, 딸기, 파인애플보다는 사과나 오렌지 등이 좋다. 간혹 과일을 먹으면 위장에 부담이 되는 사람들이 있다. 이러한 경우는 양배추를 삶아서 먹거나 산이 많은 과일은 먹지 않는 것이 좋다.

점심은 둘째 날과 마찬가지로 밥 양을 서서히 늘리되 1공기 이상은 먹지 않는다. 그 외 점심에 먹을 수 있는 것은 삶은 고구마, 영양 떡(대추나 밤, 호박 등을 넣은 떡) 누룽지 등이며 반찬은 아침 식사와 비슷하게 한다. 점심을 도시락으로 준비하는 사람은 밥(현미밥)이나 나물 반찬, 백김치 정도로 섭취하며 3일 정도 후에는 달걀말이 같은 반찬은 괜찮다. 죽을 먹을 때도 마찬가지다. 되도록 야채죽을 먹는 것이 좋지만 해독 프로그램을 시작하고 3일 후에는 전복죽도 무방하다. 이때는 메밀국수 정도는 먹어도 된다. 물론 수분 섭취는 필수다.

저녁은 가능하면 먹지 않는 것이 좋다. 갈증이 심하면 오이나 토마토 등을 먹어도 무방하다. 그래도 배가 고프다면 메밀묵이나 도토리묵을 약간의 간장(약간 싱겁게)과 참기름을 곁들여 먹으면 좋다. 하지만 배가 고플 때 내 몸에 독이 제거되고 지방이 분해되고 있다는 사실을 꼭 명심하고 힘들어도 조금만 참아보자.

마지막 2일 – 회복기

이 기간 동안은 밥은 1공기만 넘지 않으면 마음대로 먹는다. 하지만 이 기간 동안에도 육류, 유제품, 가공식품 등(116쪽 참조)의 음식과 기호식품은 피하는 것이 좋다. 장 해독 프로그램을 실행하는 동안에는 몸속의 독소 때문에 피로감, 두통, 근육통, 메스꺼움과 같은 증상이 나타날 수 있다. 이를 예방하기 위하여 미리 건강보조 식품을 복용하고 심한 경우에는 장 해독 프로그램을 중단하고 전문가의 도움을 받아야 한다.

보통 한 달에 한 번씩(6~7일) 반복하는 것을 권장하며 비만인 경우나 알레르기나 만성 피로가 심한 사람은 3개월 정도 매주 반복하는 것을 권장한다. 그리고 일반적으로 6개월 후에는 병원에서 검사를 해보는 것이 바람직하다.

7일 해독 프로그램과 함께하면 좋은 것

이렇게 식사를 하는 이유는 식사량을 줄인다기보다는 해독 작용을 하는 간과 장을 쉬게 하기 위해서다. 쉽게 말해 인체에 축적되어 있는 독소를 해독할 수 있는 기회를 주는 것이다. 따라서 장과 지방에 축적되어 있는 독소가 분해되어 소변과 함께 배출되기 때문에 체지방이 줄어드는 것은 당연하다. 이때 독소를 간으로 유도해야 하며 반신욕이나 냉온욕을 함께하는 것이 독소를 배출하는 데 도움이 된다.

이 기간 동안 지방에 축적되어 있던 많은 독소가 지나치게 집중돼 간에 부담을 줄 수 있으므로 독소가 체외로 잘 배출되도록 미네랄과 비타민, 아미노산 함유 건강보조 식품을 복용하는 것이 좋다.

반신욕

반신욕은 혈액순환을 원활하게 하고 노폐물을 배출하는 데 좋다. 반신욕을 하는 방법을 알아보자. 먼저 따뜻한 물을 한 잔 마신다. 섭씨 40도 정도의 물에 배꼽까지 몸을 담근 뒤 20~30분 동안 가만히 느긋하게 있는다. 이때 되도록 잡념을 버리고 책을 읽거나 명상을 하거나 조용한 음악을 듣는 것이 좋다. 반신욕이 끝나면 반드시 찬물로 샤워하고 몸을 닦으면서 팔과 다리를 가볍게 마사지 한다. 마사지 방향은 항상 심장을 향해서 손으로 쓰다듬는다는 기분으로 한다.

냉온욕 하는 법

심장에 문제가 없다면 신진대사를 원활하게 하는 냉온욕을 하는 것도 좋다. 집에서 30초 간격으로 냉수와 온수를 번갈아 가면서 샤워하는 것을 3회 반복하거나 대중목욕탕에서 냉탕과 온탕을 1분 간격으로 4~5회 오가는 방법이다. 당연한 이야기지만 주변 사람들에게는 피해가 가지 않도록 주의하자. 마찬가지로 냉온욕이 끝난 후에는 찬물이나 미지근한 물에서 샤워를 하는 것이 좋다.

피해야 할 음식 – 밀가루

밀가루 음식은 소화도 잘 안 되지만 다이어트에도 전혀 도움이 되지 않는다. 왜 그럴까? 밀가루에는 글루텐이란 성분이 들어 있다. 밀가루로 만든 빵이나 면을 쫄깃하게 하는 성분인데, 물로 반죽을 하거나 두드리면 더욱 점성이 생긴다. 수타면이 더 쫄깃한 것도 바로 이것 때문이다. 문제는 글루텐에 알레르기 반응을 보이는 사람이 많다는 것이다. 이런 사람은 염증이 생길 염려가 있어 밀가루 음식을 되도록 먹지 않는 것이 좋다. 특히 빵이나 면 종류를 먹고 나면 소화 장애나 복부 팽만감같이 불편한 느낌이 심한 사람들은 더욱 조심해야 한다.

밀가루 음식은 단백질은 8~12%로 쌀보다 많으나, 필수 아미노산은 쌀보다 약간 적다. 그리고 제분 과정에서 대부분의 비타민들이 제거되지만 비타민 B1은 100g 중 0.28mg으로 쌀보다 많다. 제분하지 않은 통밀가루는 무기질이나 비타민이 많이 함유되어 있기 때문에 밀가루 음식을 먹더라도 가능하면 통밀로 만든 것을 먹는 것이 더 좋다.

글루텐은 밀가루에만 있는 것이 아니다. 감자 전분에도 많이 포함되어 있다. 최근 글루텐이 적은 쌀로 만든 식품도 많이 만들어지고 있다. 건강식품으로 소개되는 것은 사실이지만 쌀의 성질은 쫄깃한 맛이 부족하기 때문에 글루텐 성분을 섞게 된다. 그러므로 글루텐에 대한 알레르기 반응이 있는 사람은 꼼꼼히 해당 식품의 구성을 확인해야 한다.

해독 프로그램 요약

단계	수행수칙	비고
1단계 (금식기)	1~2일 차, 지방분해 능력과 방해 원인 찾기	호르몬과 지방분해 활성도 검사 활성 산소 검사, 염증 정도 검사 숙변 검사(개인에 따라 다름) 후 치료
2단계 (소식기)	2~3일차, 물, 이온 음료 외에 금식 충분한 수분 섭취 의사와 상담	개인에 따라 주사 요법 실시 매일 혈압 및 *소변 검사 실시
3단계 (보식기)	자극적인 음식이나 지나친 운동 삼가	
4단계 (회복기)	비타민, 무기질이 풍부한 섬유질 식단 규칙적 식사, 밤에는 음식 섭취 금지	개인에게 적합한 내장지방 분해 운동 적합한 건강 보조제 섭취

◉ 몸과 마음이 깨끗해지는 장 해독 프로그램

　평소 변비나 설사를 반복하고 배에 가스가 많이 차는 사람이 피곤하거나 특별한 이유 없이 몸이 쑤시고 두드러기와 같은 피부질환이 자주 발생한다면 꼭 한번 시도해보자. 먼저 숙변을 제거해야 한다. 숙변이 건강을 해치는 주요 원인이라고 해서 관장을 하는 방법이 유행했던 적이 있다. 하지만 의학적으로 숙변이라는 것은 실제 확인할 수 없으며 지나친 관장은 오히려 장 점막을 손상시킨다. 또한 변비약을 남용하면 장의 근육이 약해져 오히려 만

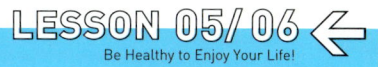

성 변비를 유발할 수 있다는 연구 결과가 있다. 그러면 어떤 방법으로 장을 건강 하게 할까? 다음 과정을 따라해보자.

1단계 : 장 건강 검사

변비가 없다면 특별한 준비 과정은 필요 없다. 다만 변비가 있다면 치료를 해야 한다. 그런데 실제 환자를 대하다보면 자신을 변비인데 변비라고 생각하지 않는 경우가 있고, 변비가 아닌데 변비라고 생각하는 경우가 있다. 우선 이 부분을 명확히 짚어보자. 변비인데 변비가 아니라고 생각하는 경우는 장에 변이 머물러 있는데 한 번에 나오지 않고 이전에 차 있던 변만 배설되는 경우다. 이때는 약물이나 장 치료에 반응이 없다. 또 평소 식사량이 적고 장의 길이가 긴 사람은 규칙적으로 배설하지 못하기도 한다. 이러한 경우에는 변비가 아니다. 정확한 진단을 위해서는 방사선 촬영(X-ray)을 해야 한다. 정말 그래서 변비가 있다면 물을 많이 마시고 양배추와 같은 섬유질을 많이 섭취한 후, 정상적으로 배설되면 다음 단계로 간다. 만일 정상적인 배변이 이루어지지 않는다면 전문가의 도움으로 며칠 간 설사약이나 관장, 장 세척을 해야 한다.

2단계 : 장 휴식기

장을 비웠다면 그동안 지속적으로 자극했던 장점막을 쉬도록 해야 한다.

바이러스나 세균에 의하여 장점막이 손상되었을 때 보통 8~12시간 정도가 지나야 회복된다고 한다. 만일 이런 경우라면 장이 회복되기까지 절대 물이나 이온 음료 이외에는 먹지 않는다. 보통 2끼에서 3끼를 물만 먹고 굶는다. 주스나 커피 모두 삼가야 한다. 장염에 걸렸을 때도 이 방법을 사용하면 효과적이다. 장염에 걸렸을 때 "어떤 것을 먹으면 좋을까?", "죽을 먹을까?" 등의 고민을 하는 경우가 있는데 사실 굶는 게 가장 좋다. 최근에는 장에 있는 세균이 소장(정상적으로 소장에는 세균이 없음)으로 침범하여 소장에 염증을 유발하는 경우가 있다. 이때는 세균을 제거하는 항생제를 복용하는 것이 효과적이므로 평소 배가 자주 아프고 가스가 항상 차는 증상이 있다면 전문가에게 항생제를 처방받는 것이 좋다.

3단계 : 장 보호기

2단계에서 치료한 장을 가능한 한 상처를 주지 않도록 보호하는 기간이다. 보통 5~6일 정도는 장을 자극하는 음식이나 기호식품은 먹지 않는다. 맵고 짠 음식, 특히 수제비나 빵 같은 밀가루 음식을 먹지 않아야 한다. 간혹 고형식이 아니면 괜찮을 거라고 생각하는 사람들이 있다. 하지만 장을 자극하는 성분이 중요하다. 조미료는 물론이고 주스 등에도 방부제가 많이 첨가되어 있다는 사실을 명심하고 되도록 피해야 한다.

4단계 : 장 건강 유지기

 평소대로 식사를 하되 가능하면 규칙적인 배변 습관을 갖도록 노력한다. 가장 어려운 것이 배변이다. 물을 많이 먹고 양배추, 미역, 다시마와 같은 섬유질의 섭취를 늘린다. 특히 커피나 녹차도 수분 섭취량에 속한다고 잘못 알고 있는 사람들이 많은데 이런 기호식품은 이뇨 작용 때문에 오히려 수분을 빼앗아간다. 직장생활을 하는 사람들은 사실상 이러한 음식을 조절하는 것이 쉽지 않기 때문에 가능하면 메뉴를 조절해야 한다. 쌈밥, 새싹 비빔밥, 순두부 등이 좋은 음식이다.

 장 해독 프로그램 요약

단계	수행수칙	비고
1단계 (장 건강 검사)	변비 검사 및 치료	X-Ray 검사(권장)
2단계 (장 휴식기)	장점막 보호 물과 이온 음료 외 금식	항생제 복용(소장에 이상이 있는 경우)
3단계 (장 보호기)	장 자극하는 음식 피할 것	조미료, 방부제 첨가 음료수도 피할 것
4단계 (장 건강 유지기)	규칙적인 배변 습관 가지기 커피, 녹차 피할 것, 유산균 섭취	섬유질이 풍부한 채소 위주 식단

● 모르는 곳까지 치유하는 항염증 프로그램 – 존(zone) 다이어트

단순히 체중 감량이나 비만을 치료하자는 것이 아니라 현대인의 대표적인 질병인 심장병, 당뇨, 고혈압, 고지혈증은 모두 혈관에 생긴다는 원리를 기초로, 이를 조절하자는 의미에서 1995년 베리 시어즈(Barry Sears)박사가 최초로 주장했다. 우리나라에서도 장준홍 박사가 번역한 《존 다이어트》(네오존, 2003)에 잘 설명되어 있다. 굶지 않고 기본 원리만 알면 복잡하지 않아 고지혈증이나 심혈관질환, 류마티스 관절염과 같은 염증질환이 있는 환자에게 적용할 수 있으며 특히 남자들이 따라 하기 쉽다. 기본 원리는 다음과 같다.

첫째. 평소대로 식사를 하되 염증을 유발하는 지방(아라키돈산)의 섭취를 줄이고 항염 작용이 있는 지방의 섭취를 늘린다.

둘째. 지방분해를 방해하는 것은 지방보다 단순당(과자, 설탕과 같은 가공 탄수화물)의 섭취 때문이므로 인슐린이 지나치게 많이 분비되고 염증을 일으키는 물질의 합성이 증가하므로 G.I(Glycemic Index-당 지수)지수가 높은 탄수화물의 섭취를 줄이고 단백질의 섭취를 늘린다. 우리나라 사람의 보통 식사는 탄수화물, 단백질, 지방 섭취 비율이 7 : 1 : 2 정도인데 존 다이어트는 5.5 : 3.5 : 1 을 권장하고 있다.

셋째. 열량은 줄이되 충분한 미네랄과 비타민을 섭취한다.

LESSON 05/06
Be Healthy to Enjoy Your Life!

좋은 지방과 나쁜 지방

인체에서 염증을 일으키는 물질은 지방(콜레스테롤)에서 만들어진다. 이때 염증을 일으키는 물질(PG 2)과 염증을 완화시켜주는 물질(PG 1,3)이 동시에 만들어지기 때문에 좋은 지방과 나쁜 지방을 가려 섭취해야 한다.

● 염증 유발 물질

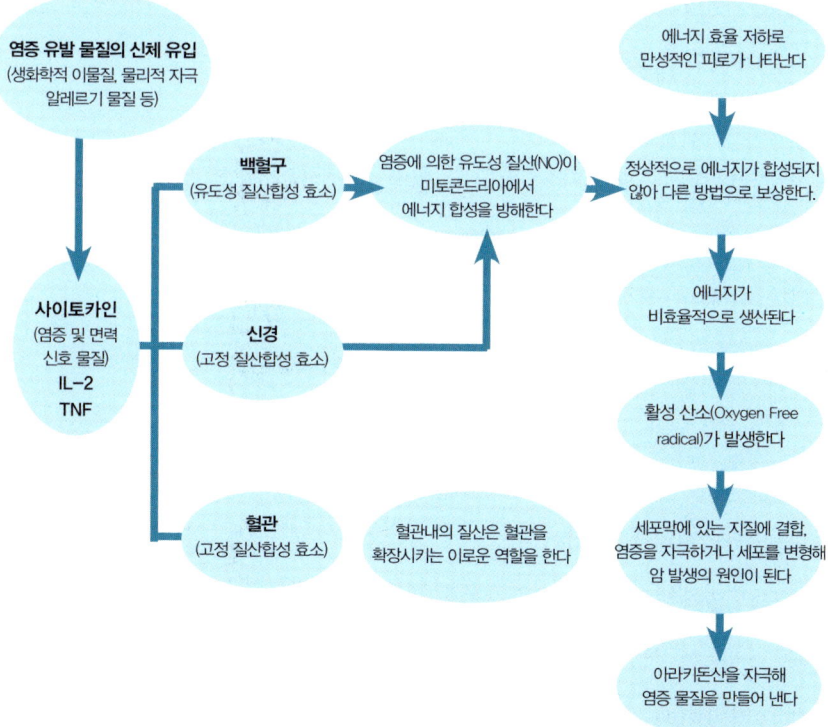

129

그러면 염증을 억제하기 위해서 지방을 전혀 먹지 않거나 염증을 일으키는 아라키돈산과 물질(PG 2)의 합성을 억제하는 부신피질 약물, 아스피린, 애드빌, 타이레놀 등을 사용하면 어떨까?

결론은 '안 된다'이다. 염증에 관여하는 물질은 인체 면역 기능에 매우 중요하기 때문에 지방을 전혀 먹지 않거나 염증을 일으키는 아라키돈산의 합성을 억제하는 부신피질 약물을 사용하면 면역 기능이 억제되어 오히려 심각한 부작용을 초래할 수 있다. 또한, 염증을 완화시켜주는 물질(PG 1)도 인체에 도움이 되는 강력한 작용을 하는데 지방을 섭취하지 않으면 이러한 작용도 억제된다. 이외에도 지방은 성장 호르몬과 같은 생명을 유지하는 데 필요한 호르몬의 합성을 촉진하고 신경전달 물질을 조절하기 때문에 반드시 섭취해야 한다.

좋은 지방 섭취법

그렇다면 좋은 지방을 섭취하는 방법을 알아보자. 몸에 좋은 대표적인 지방에는 GLA와 EPA가 있다.

GLA(오메가 6 지방산)는 활성화된 필수 지방산으로 노화나 당뇨병, 스트레스 때문에 지방을 에너지로 전환하지 못하는 사람들이 반드시 섭취해야 하는 지방이다. 들기름, 오트밀, 달맞이꽃 종자유에 많이 들어 있다.

EPA(오메가 3 지방산)는 염증을 일으키는 물질인 아라키돈산을 합성하는 효소의 작용을 억제하는 효과가 있어 심장질환 예방에 매우 유익한 지방으로 알려져 있다. 효과를 보기 위해서는 1주일에 200mg이상을 섭취해야 하는데 이 정도면 일주일에 1인분의 연어와 3인분의 참치를 먹어야 한다. 따라서 시중에 나와 있는 가공된 EPA를 섭취하는 것이 경제적이다.

상품을 고를 때 중금속이 정제된 가공된 생선(연어, 물개)지방을 선택하는 것이 좋다. 가격에 차이가 있는 것은 수은과 같은 중금속 외에는 단순 정제 과정으로는 제거할 수 없어서 비용이 비싼 분자증류법을 사용하기 때문이다. 조금 비싸더라도 가능하면 이 방법을 사용한 제품을 고르는 것을 권장한다.

필수 지방산을 섭취할 때는 전환 과정에 관여하는 호르몬의 균형을 지키는 것이 매우 중요하다. 특히 인슐린은 매우 밀접한 관계가 있으므로 탄수화물 섭취를 줄여야 한다.

나쁜 지방 피하기

인체에는 필수 지방산이 반드시 필요하며 섭취된 지방을 활성화된 지방산(GLA)으로 전환해야 한다. 그런데 이를 방해하는 것이 있다. 첫째는 나이고, 둘째는 바이러스 감염이나 염증, 셋째는 스트레스 호르몬이다. 사실 이 세 가지 요인은 세상을 살다보면 어쩔 수 없는 것들이다. 단지 바꿀 수 있는 것이 있다면 바로 넷째 요인인 높은 당수치와 혈중 콜레스테롤 수치다. 혈중 포도당이 높거나 트랜스 지방의 섭취가 많을 때 당수치와 혈중 콜레스테롤 수치가 올라가기 때문에 단순당과 트랜스 지방의 섭취를 줄여야 한다. 트랜스 지방은 기름이 부패가 되는 것을 억제하기 위해 산화 처리한 기름이다. 대표적인 것이 튀김에 사용하는 식용유나 마가린(콜레스테롤은 없으나 간에서 콜레스테롤을 합성시키기 때문에 혈중 콜레스테롤을 상승시킨다), 생크림이 대표적이다.

콜레스테롤이 함유되어 있지 않다고 광고하는 식품이라 해도 절대 방심하지 말자.

G.I(당 지수)와 다이어트

인슐린 분비를 줄이기 위해서는 G.I 지수의 개념을 이해해야 한다. G.I 지수란 밀가루 같은 탄수화물을 섭취하고 혈액에 나타나는 포도당을 100이라고 가정하고, 다른 음식을 섭취한 후 혈액에 나타나는 포도당의 양을 상대적으로 계산한 것이다. 예를 들어 G.I 지수가 60이라면 밀가루 60% 정도의 포도당을 섭취한다는 말이 된다. G.I 지수는 식품의 식유 섬유소 함량과 첨가물, 소화 흡수 속도, 총 지방 함량 등에 영향을 받는다.

G.I 지수가 높은 음식을 먹을수록 혈당이 급격하게 올라가기 때문에 혈당의 변화가 심하게 나타난다. 특히 이렇게 G.I 지수가 높은 음식은 음식에 포함된 열량은 물론 염증을 유발하는 물질이 분비되는 것을 촉진시키기 때문에 가능하면 G.I 지수 60이하의 음식을 먹는 것을 권장한다.

○ 음식에 따른 G.I 지수

	60이상	60이하
곡류	뻥튀기(쌀), 흰 쌀밥, 시리얼, 감자, 옥수수 밀가루(G.I 지수 100), 미숫가루	보리, 현미, 잡곡밥, 호밀 메밀 국수, 오트밀
어·육류	양념 갈비, 햄, 베이컨, 소시지	닭백숙, 굴, 모시조개, 달걀 완두콩, 강낭콩, 토마토
채소	당근	완두콩, 강낭콩, 토마토
과일	바나나, 파인애플, 황도, 건포도 살구, 망고, 단감, 딸기	사과, 키위, 배, 오렌지, 귤, 포도
간식	아이스크림, 옥수수 강냉이 감자칩, 콘칩	견과류

존 다이어트에서 권장하는 음식

존 다이어트에서 권장하는 음식들을 다음과 같이 표로 정리해 보았다. 메모해두면 실제로 존 다이어트를 시행할 때 유용할 것이다.

● 존 다이어트에서 권장되는 식품

종류	음식
간식	쑥떡, 견과류(호도, 잣)로 만든 떡(견과류보다 떡의 양이 적어야 함), 저지방 우유, 저지방 치즈, 두유, 콩햄, 참치 샐러드, 두부김치, 닭가슴살 샐러드
육류	닭 가슴살, 송아지 고기, 칠면조 가슴살, 달걀, 메추리알
해산물	가자미, 갈치, 게살, 고등어, 넙치, 농어, 대구, 명태, 아구
조개류	가리비, 굴, 꼬막, 대합, 모시조개, 소라, 전복
오징어류	갑오징어, 꼴뚜기, 낚지, 문어
유제품	무(無)지방 치즈
식물성 단백질	두부, 유부, 콩으로 만든 햄
채소	가지, 고사리, 풋고추, 근대, 냉이, 달래, 더덕, 도라지, 두릅, 깻잎, 마늘종, 무순, 미나리, 배추, 브로콜리, 샐러리, 시금치, 순무, 쑥, 쑥갓, 양배추, 양상추, 양파, 오이, 우엉, 은행, 인삼, 참나물, 취나물, 강낭콩, 토마토, 파, 파슬리, 피망, 호박, 호박잎
과일	사과, 키위, 레몬, 자몽, 대추, 오렌지, 체리
곡류	현미, 율무, 통밀
해조류	김, 미역, 다시마, 파래
지방	올리브유, 카놀라유, 땅콩 기름, 유채 기름, 참기름, 들기름, 호두

피해야 할 음식

다음과 같은 음식은 존 다이어트에 전혀 도움이 되지 않는다. 대부분 입맛을 당기는 음식들이지만 건강을 위해 과감히 먹지 말자.

LESSON 05/06
Be Healthy to Enjoy Your Life!

● 존 다이어트를 할 때 피해야 할 음식

종류	음식
곡류	밀가루, 빵, 과자, 정제된 쌀, 국수, 당면, 라면, 파스타 떡(백설기, 시루떡, 인절미, 절편) 감자(조리된 것), 고구마, 당근, 비트, 옥수수, 완두콩
간식	아이스크림, 설탕, 꿀, 시럽이 많이 들어간 음식
과일	말린 과일(건포도, 말린 자두), 망고, 무화가, 연시, 바나나, 파인애플, 파파야, 구아바
지방	돼지 기름, 마가린, 버터, 크림, 크림치즈, 튀김용 기름

존 다이어트에서 권장하는 식습관

1. 일어나서 30분에서 1시간 내에 아침식사를 한다.
2. 배고픔과 상관없이 적어도 5시간의 간격으로 식사를 한다.
3. 밥이나 간식을 먹을 때 항상 적당량의 단백질을 섭취한다.
4. 당도가 낮은 과일(사과, 키위 등)이나 채소를 많이 먹고 빵, 파스타, 곡류와 같은 탄수화물 섭취를 줄인다.
5. 가능하면 오후 7시 이전까지 식사를 하고 밤늦게 먹지 않는다.
6. 물을 많이(식사 외에 3~4 리터 정도) 먹는다.
7. 원칙을 지키지 못하더라도 너무 상심하지 마라. 다음부터 잘 지키면 된다.
8. 운동 30분 전에는 권장하는 간식만 먹는다.

🔵 우리나라 사람에게 알맞은 한방 다이어트

 탄수화물 식단으로 길들여진 우리나라 사람들은 단백질과 좋은 지방이 함유된 식단을 적용하는 것이 어렵고 가격도 만만치 않다. 그래서 예로부터 한방에서는 현미, 율무를 이용하기도 한다.

감식기

 입원 전(또는 입원 후) 4일간 식사량을 조금씩 줄이는 시기다. 죽이 먹기 싫을 때는 밥을 먹되 대신 물을 많이 마신다. 변비가 있거나 위장질환이 있는 경우는 반드시 전문의와 상의해야 한다. 이때 권장하는 식단은 다음과 같다.

🔵 한방 다이어트의 감식기 식단

감식기 식단	아침	점심	저녁
1일	금식	죽(현미:율무=5:5) 90g(270kcal) 백김치 또는 동치미	죽(현미:율무=5:5) 90g(270kcal) 백김치 또는 동치미
2일	금식	죽(현미:율무=5:5) 75g(220kcal)	죽(현미:율무=5:5) 75g(220kcal)
3일	금식	묽은 죽(현미:율무=5:5) 60g(70kcal)	묽은 죽(현미:율무=5:5) 60g(70kcal)
4일	금식	묽은 죽(현미:율무=5:5) 60g(70kcal)	묽은 죽(현미:율무=5:5) 60g(70kcal)

단식기

보통 1~2일이지만 반드시 전문가의 관리가 필요하다. 식사를 줄인 후 이온 음료나 물, 비타민과 미네랄 이외에는 전혀 섭취하지 않는 시기다. 이 시기에는 지방이 분해된 후 케톤이 형성되어 소변으로 배출되므로 지방과 함께 몸 안에 축적된 생화학적인 이물질도 같이 배설된다. 해독 작용이 일어나는 것이다. 이 시기에는 탈수 현상이 발생할 수 있기 때문에 충분한 수분을 섭취해야 한다. 또 지방분해와 지방의 찌꺼기를 빨리 배출하기 위해서 비타민 B, C를 섭취하는 것이 좋다. 과일이나 야채에 있는 것이 좋지만 영양 성분이 있기 때문에 자신에 적합한 기능성 식품을 섭취하는 것이 좋다. 주로 비타민 B5(판토인산)이나 비타민 C가 도움이 되며 한방에서도 비타민 C가 풍부한 감잎차를 권하고 있다. 감잎차가 없다면 카페인이 덜 들어간 녹차를 선택하는 것도 좋다. 이때 혈당이 잘 조절되지 않는 당뇨병 환자나 위산 분비가 많은 사람은 반드시 전문가의 조언이 필요하다. 보통 1~2일 심한 비만인 경우에는 7일 이상 하는 경우도 있다. 단식 기간을 정할 때는 스스로 판단하지 말고 혈액전해질 검사나 소변 검사를 통해 결정하며 전문가의 도움이 필요하다.

회복기

회복기는 보통 4~5일 정도 걸린다. 단식한 후 갑자기 식사를 하면 몸이 붓거나 소화불량이 생길 수 있기 때문이다. 몸이 붓는 이유는 탄수화물이 나트륨과 같이 흡수되기 때문이다. 라면을 먹고 잤을 때 아침에 얼굴이 퉁퉁 붓는 것도 같은 이유다.

회복기가 반드시 필요한 이유는 한참동안 위장 운동을 하지 않다가 갑자기 딱딱한 음식물이 들어가면 위장 운동에 문제가 발생한다. 따라서 배가 고프더라도 이겨내야 한다. 단식기 때 고생했던 것을 한순간에 무너뜨려서

● **한방 다이어트의 회복기 식단**

회복기 식단	아침	점심	저녁
1일	금식	묽은 죽(현미:율무=5:5) 60g(70kcal)	묽은 죽(현미:율무=5:5) 60g(70kcal)
2일	금식	묽은 죽(현미:율무=5:5) 75g(84kcal)	묽은 죽(현미:율무=5:5) 75g(84kcal)
3일	금식	묽은 죽(현미:율무=5:5) 90g(100kcal)	묽은 죽(현미:율무=5:5) 90g(100kcal)
4일	금식	죽(현미:율무=5:5) 60g(147kcal)	죽(현미:율무=5:5) 60g(147kcal)
5일	금식	죽(현미:율무=5:5) 75g(220kcal)	죽(현미:율무=5:5) 75g(220kcal)

는 안 된다.

이와 같은 한방해독요법은 입원을 해서 실시하는 게 좋다. 지방을 분해하는 능력이 없다면 위험하기도 하고 식단을 제대로 지키지 못하면 효과를 얻기 어렵기 때문이다.

마음까지 편안한 채식 다이어트

최근에 광우병이나 조류 독감에 대한 우려와 웰빙족이 늘면서 육식을 멀리하는 사람들이 늘고 있다. 우리나라에서는 정확한 통계가 없지만 미국에서는 약 4.5%가 완전 채식을 하며 12%는 완전 채식은 아니지만 가급적 육식을 하지 않는다는 보고가 있다.

과도한 칼로리에 노출되어 있는 현대인은 채식을 하면 좋은 점이 많다. 특별한 이유를 찾을 수 없는 만성 알레르기 질환의 증상을 완화할 수 있고 성인병(고지혈증, 고혈압, 당뇨병, 비만 등)의 위험성을 감소시킬 수 있는 장점이 있으며, 그 외에도 만성 피로나 류마티스 질환에도 효과가 있다는 보고가 있다. 채식주의자들이 대체로 술을 적게 마시고 담배를 피우지 않는 건전한 생활태도를 갖고 있기 때문이라고 설명하는 사람들도 있지만 채식이 몸에 이로운 건 사실이다.

채식도 자신의 목적에 맞도록 제대로 하는 것이 중요하며 반드시 지킬 것은 지켜야 한다.

채식주의를 분류하면 1) 가능하면 육식을 절제하는 형, 2) 소고기(Red Meat)와 같은 고기는 먹지 않고 닭과 같은 가금류는 먹는 경우, 3) 생선을 제외한 모든 고기를 먹지 않는 경우, 4) 고기와 생선 모두를 먹지 않는 경우, 5) 고기, 생선, 달걀도 먹지 않는 경우, 6) 고기, 생선, 달걀, 우유, 유제품 모두를 먹지 않는 경우로 분류한다. 성인병 예방을 목적으로 한다면 주로 1), 2) 형태의 채식이면 충분하고 알레르기 질환이나 면역 질환을 치료하기 위해서는 5), 6) 같은 강도 높은 채식이 필요하다. 이러한 채식도 몇 가지 원칙을 지켜야 한다.

첫째, 철저하게 유기농이어야 한다. 살충제나 제초제 등에 의해 오염된 채소는 오히려 독이 된다. 둘째는 신선해야 한다. 채소나 과일에 많은 비타민이 함유되어 있어도 2일이 지나면 40% 이하로 급격하게 감소된다. 셋째, 철저하게 자신의 영양 상태(소화 흡수, 해독 기능 상태 등)를 고려해야 한다. 그리고 모든 영양소를 골고루 섭취해야 한다. 특히 채식을 하는 사람들은 콩류와 곡류를 함께 먹어야 한다. 콩류에는 필수 아미노산 중 메티오닌은 충분하지만 라이신(L-lysine)이 부족하고, 곡류에는 라이신은 풍부하지만 메티오닌이 부족하기 때문이다. 그리고 자신이 어떤 채식을 하느냐에 따라 부족한

채식의 분류와 결핍될 수 있는 영양소

채식 형태	결핍될 수 있는 영양소
가능하면 육식을 절제하는 경우	철, 아연(성장기 아이들의 경우)
소고기(Red meat)와 같은 고기는 먹지 않고 닭과 같은 가금류는 먹는 경우	철과 아연
생선을 제외한 모든 고기를 먹지 않는 경우	철, 아연, 필수 지방산
고기와 생선 모두를 먹지 않는 경우	철, 아연, 필수 지방산과 비타민 B군, 단백질
고기, 생선, 달걀도 먹지 않는 경우	철, 아연, 필수 지방산, 비타민 B12, B2, 단백질
고기, 생선, 달걀, 유제품 모두를 먹지 않는 경우	(아미노산), 칼슘, 비타민 D, 에너지

영양소가 있으므로 이를 보충해야 한다.

　채식을 하다보면 양질의 단백질을 섭취하기가 매우 어렵다. 심한 육체적인 활동을 하는 사람이 채식을 하고 싶다면 반드시 단백질을 보충해야 한다. 그리고 비타민은 주로 B군이 부족해진다. 이러한 몇 가지 중요한 사항을 점검하는 것이 필수적이다. 우리나라 사람들은 어떤 병을 고치려고 할 때 '어떤 것이 몸에 좋을까?'만 생각한다. 하지만 몸에 좋지 않은 것을 삼가는 것이 더욱 중요하다.

　채식 다이어트는 성인병에 걸릴 위험이 있거나 가족력이 있다면 시도해 볼 수 있다. 하지만 무조건적인 채식보다는 영양 균형을 위한 철저한 감시와 전략이 필요하다. 특히 난치성 질환이 있는 경우에 무조건 절식이나 금식을 하는 경우가 있는데 전문가의 도움 없이 이러한 식이 요법을 하는 것은 오히려 질환을 악화시킬 수 있다.

◎ 웰빙 시대의 새바람 식초 다이어트

간혹 변비가 심하거나 평소 몸이 잘 붓거나 운동을 하고나서 심한 뻐근함을 느끼는 사람들 중에 식초 요법으로 건강을 회복했다는 경우가 있다. 위산 분비가 많고 역류성 식도염 환자인 경우 제외하고 항상 속이 더부룩하거나 변비가 있는 사람들은 시도해볼 만하다.

식초는 술이 발효되면서 우연히 만들어졌다고 하며 약 1만 년 전부터 사용되었다고도 한다. 음식의 맛을 돋우고 풍미를 좋게 하며 최근에는 건강과 미용에도 좋다고 알려져 있다. 특히 식초의 장점은 채소나 과일을 소금에 절이면 비타민이 파괴되지만 식초에 절이면 부패를 막아주는 것은 물론 비타민의 파괴까지 막아 장기간 보관해도 영양가가 떨어지지 않는다.

또 비타민과 유기산(초산, 호박산, 사과산, 주석산 등 60종의 유기산이 함유되어 있음)이 풍부하다. 젖산은 무산소 운동을 할 때 근육에 축적되는 피로 물질인데, 유기산은 이를 탄수화물과 물로 분해하기 때문에 근육의 피로가 쉽게 풀리도록 한다. 운동 후 홍초나 블루베리 식초를 마시는 것을 권장하는 것도 이 때문이다. 유기산은 현대인의 질병의 근원인 활성 산소를 제거하는 항산화 작용을 가지고 있어서 활성 산소 때문에 발생하는 각종 성인병이나 암 예방 효과를 기대할 수도 있다. 또한 노화가 되면 위장에서 소화액의 분비가 감소되어(만성 위축성 위염) 음식에서 칼슘, 철, 마그네슘, 아연과 같은 미네랄의 섭취가 감소되는데, 식사 전에 유기산을 섭취하게 되면 위장소화 효소로 작용해서 미네랄의 흡수를 돕는다. 초산은 부신 기능의 회복을 돕는 역할을 하기 때문에 스트레스가 심한 사람의 면역 기능을 회복시키고 장의 운동을 활발하게 해 만성 변비를 해소하는 데 좋다.

식초의 종류와 활용법

식초는 크게 양조 식초와 화학 식초로 나눌 수 있다. 양조 식초란 곡물이나 과일을 이용해 만드는 것이다. 서양에서는 사과식초나 포도식초 등 과일 식초를 많이 사용한다. 우리나라 전통 식초는 쌀로 만든 청주를 발효시킨 곡물 식초인데, 그냥 쌀보다는 현미를 사용한 현미식초가 영양이 더 풍부하다. 시중에 나와 있는 것 중에는 인위적으로 빨리 발효시킨 속성 양조 식초가 많다. 속성 양조 식초는 비타민과 구연산이 충분치 않아 건강에 도움이 되지 않는다. 화학 식초는 에틸알코올에 빙초산을 섞어 만든 것으로, 맛을 내기 위해 여러 화학물질을 첨가했기 때문에 몸에 해롭다. 건강을 위해 식초를 먹을 때는 반드시 자연 발효시킨 천연 양조 식초인지 확인해야 한다.

가정에서 쉽게 만들어 먹을 수 있는 민간 식초도 있다. 대표적으로 현미식초, 감식초, 포도식초, 유자식초, 솔잎식초, 마늘식초, 매실식초, 사과식초, 우유식초 등이 있는데 요즘 건강 관련 블로그나 사이트를 검색해보면 만드는 방법이 잘 설명되어 있다. 그중 대표적인 것 몇 개를 알아보자

콩식초와 초란

콩식초에는 양질의 단백질도 함유돼 있어 영양소를 고루 섭취할 수 있는 식초다. 콩 2홉에 물 400ml를 부어 밤새 불린 후 갈아서 콩물을 한 사발 만든다. 여기에 식초 2큰술을 넣어 하루에 두 번 식후에 먹으면 된다. 또 날달걀을 식초에 담가 일주일 이상 밀봉해둔 초란을 먹는 것도 좋다. 초란은 하루 세 번, 식후에 3큰술씩 꿀물이나 과즙, 생수 등에 타서 마시면 된다.

우유식초

집안에서 간편하게 만들어 먹을 수 있기 때문에 도전해볼만 하다. 먼저 우유 1컵에 식초 3큰술을 조금씩 넣어가며 살살 젓는다. 끈적한 점액 덩어리가 생기면서 요구르트처럼 되면, 입맛에 맞게 꿀을 약간 넣으면 훨씬 먹기 쉽다. 끈적한 느낌이 싫다면 얼음을 넣어 차게 마시거나 냉동실에 얼려 셔

벗처럼 먹으면 된다.

  아침은 평소 식사량의 반만 먹고 우유식초를 물컵으로 1잔 마신다. 점심은 1공기 이상 먹지 않고 짜거나 매운 음식은 되도록 지양한다. 저녁은 먹지 않거나 1/3 공기만 먹고 우유식초를 1잔 마신다.

  우유 알레르기가 있거나 위염, 위궤양이 있는 사람에겐 설사가 나거나 속이 울렁거리는 부작용이 있을 수 있다. 속이 좋지 않다면 다이어트를 중지한다.

감식초

  우선 다이어트 기간 동안 먹을 감(연시)을 용기에 담아 밀봉해 햇빛이 들지 않는 곳에 두고 15일 이상 발효 숙성시킨다. 신맛이 느껴지면 유리병에 담아 4~5일간 냉장 보관한다. 직접 만드는 것이 여의치 않다면 시판하는 감식초를 이용해도 좋다. 감식초를 하루에 세 번, 소주잔으로 반 잔(20ml 정도)씩 마신다. 그냥 마시기 힘들면 같은 양의 식초에 3~4배가량 물을 섞어 매끼 식후에 마신다. 꿀을 조금 넣으면 위의 부담을 덜어준다. 위산이 많이 분비되는 사람은 직접 마시기보다 요리에 넣어 먹는 것이 좋다. 검은콩과 감식초를 1:3의 비율로 섞어 절인 초콩을 먹으면 위와 간을 보호하면서 다이어트 효과도 볼 수 있다.

과일도 알고 먹자

몇 해 전 미국의 유명 인터넷 과학 신문 사일런스 데일리에 집 주변에 과일 가게나 채소 가게가 많으면 날씬해진다는 재미있는 기사가 난 적 있었다. 이 연구는 뉴욕에 거주하고 있는 시민 13,102명을 대상으로 집 주변 800m 내의 음식점 숫자와 비만도(체질량지수)를 조사했다. 이때 채소와 과일을 파는 가게를 건강에 도움을 주는 가게로, 정육점과 패스트푸드점을 건강을 해치는 가게로 정한 뒤, 비만도와 어떤 관계가 있는지 조사했다. 놀라운 사실은 채소와 과일 가게가 많은 곳에 사는 사람일수록 체질량지수와 과체중일 가능성이 낮았다는 점이다. 자신이 비만이라고 느끼는 사람이라면 집 주변을 한번 둘러보라.

요즘 비타민과 미네랄이 다이어트에 좋다는 것이 알려지면서 한동안 과일 다이어트가 인기를 끌었다. 하지만 과일이 무조건 좋은 것은 아니다. 이미 언급했지만 과일의 과당은 세포로 흡수할 때 인슐린을 필요로 하지 않는다는 장점이 있지만 당도가 높은 과일은 탄수화물과 열량이 높다. 그러므로 비만이거나 콜레스테롤 수치가 높은 사람은 너무 많이 먹지 않는 것이 좋다. 실제 자신은 밥을 거의 먹지 않는데 살이 빠지지 않는다고 불평하던 중년의 여성 환자가 있었다. 알고 보니 그 환자는 대부분 과일 그것도 복숭아, 감과 같은 당도 높은 과일로 식사를 대신했는데, 하루에 먹는 과일의 양에 굉장히

놀란 적이 있었다. 기억하자. 코끼리도 과일이나 채소만 먹는다는 것을.

과일 먹는 법

그러면 어떤 과일을, 어떻게 먹는 것이 좋을까?

첫째, 다시 말하지만 너무 많이 먹으면 안 된다.

칼로리가 낮은 것이라도 무심코 귤 6~7개를 먹으면 어느덧 밥 한 공기(200kcal)의 열량이 나온다. 과일은 살이 찌지 않는다는 생각 때문에 무심코 많이 먹거나 늦은 시간에 먹기 쉬운데, 자주 먹는 과일의 열량을 체크해 한 번에 50~60kcal, 하루에 150~200kcal을 넘지 않도록 주의하자.

● **과일별 열량**

과일	수량	열량(kcal)	과일	수량	열량(kcal)
방울토마토	7개	25	귤	1개	48
딸기	10개	54	키위	1개	46
수박	1조각	38	복숭아	1개	66
오렌지	1개	46	단감	1개	116
연시	1개	57	곶감	1개	54
건포도	10개	63	바나나	1개	164
자몽	1개	140	참외	1개	70
사과	1개	100	배	1개	84

둘째, 되도록 아침에 먹고 밤에는 먹지 않는다.

많은 사람들이 저녁 식사 후 집에서 여유가 생기면 과일을 먹는다. 하지만 이때는 배가 고프지 않은 상태에서 먹게 되고 특히 밤에는 지방 비율을 분해하는 호르몬보다는 축적하는 호르몬이 활성화되어 열량이 많은 과일은 오히려 중성 지방 비율을 높이고 복부비만의 원인이 된다. 또한 대부분 과일의 비타민이 활성화되는 데 3~4 시간이 걸리기 때문에 오전에 먹어야 효과가 좋다.

셋째, 끼니 사이 배고플 때 먹자.

과일을 식후에 바로 먹으면 밥과 함께 당수치를 높여 지방으로 쉽게 전환된다. 공복감을 느낄 때, 당수치(GI)가 낮은 과일을 먹어야 배고픔도 잊고, 과식도 예방할 수 있다.

넷째, 가급적 자연 상태 그대로 먹는 것이 좋다.

판매되는 생과일 주스와 과일 통조림은 먹지 않는 것이 좋다. 오히려 몸을 해친다. 사 먹는 생과일 주스는 설탕이 많이 들어 있어 열량이 매우 높기 때문이다. 또 가공된 과일 통조림은 생과일보다 열량만 높고 영양소는 없는데다 방부제가 함유되어 있을 수도 있기 때문에 과일 칵테일, 황도 통조림 등도 멀리해야 한다. 말린 과일 역시 영양소가 적을 뿐 아니라 열량이 높기 때문에 과일은 되도록 그대로 먹는 것이 좋다. 특히 껍질째 먹는 것이 영양소와 섬유질을 풍부하게 섭취할 수 있다. 껍질의 섬유질은 당의 흡수 속도를 늦추어 인슐린이 과잉 분비되는 것도 막아준다. 주의할 점은 반드시 깨끗이 씻어야 한다는 것이다. 껍질에 남아 있는 농약 성분을 그대로 먹으면 백 번 다이어트 해봐야 무슨 소용이 있겠는가.

물론 예외도 있다. 예를 들어 토마토는 날것으로 먹을 때보다 기름에 살짝 볶아 먹거나 삶아 먹는 게 오히려 건강에 좋다. 토마토에는 항산화제 역할을 하는 리코펜이 들어 있는데 이는 지용성이다. 그러므로 가열해 먹는 것이 인체에 더 잘 흡수된다. 한 가지 더하자면 토마토에 설탕을 뿌려 먹는 사람이 있는데 이러면 맛은 있을지 몰라도 몸에는 좋지 않다. 비타민 B가 설탕 때문에 그 효과를 잃어버리기 때문이다.

마지막으로 제철 과일을 먹는다.

과일에는 항산화제 역할을 하는 색소가 있기 때문에 제철에 태양 빛을 받고 자란 과일이 영양학적으로나 맛으로나 가장 좋다. 괜히 비싸고 맛없는 하우스 과일을 먹지 말고 제철과일을 먹자.

그렇다면 다이어트에는 어떤 과일이 좋을까? 결론부터 이야기하자면 신맛이 나는 과일이 좋다. 신맛 과일을 먹어야 하는 이유는 단맛이 나는 과일보다 상대적으로 열량대비 G.I 지수가 낮기 때문이다. 과일 속에 포함된 과당은 흡수된 후 지방으로 변하기 때문에 당수치가 높은 달콤한 과일은 체내에 흡수된 후 지방으로 전환되어 복부나 허벅지에 축적되기 쉽다. 또한 신맛이 나는 과일보다 소화가 빨라 배고픔을 쉽게 느끼게 된다. 그래서 생활을 풍요롭게 하는 과일은 달콤한 과일이지만 다이어트에 좋은 과일은 신맛 과일이다.

또한 섬유질이 풍부한 과일이 좋다. 열량이 없는 섬유질은 많이 먹어도 살이 찌지 않고 포만감을 주어 배고픔을 잊게 한다. 또한 당의 흡수 속도를 늦추어 인슐린의 과잉 분비를 막을 수 있다. 그리고 장을 통과하면서 노폐물 배출을 돕기 때문에 복부비만에도 효과적이다. 다이어트에 좋은 대표적인 과일의 효능과 먹는 법을 알아보자.

레몬

비타민이 풍부하고 중성 지방이나 콜레스테롤을 줄여준다. 체중 감량은 물론 피부 미용에도 효과적이다.

아침에 일어나자마자 레몬 1/4 조각을 띄운 생수 1잔을 마신다. 위산 분비가 많거나 위염이나 위궤양이 있는 사람들은 꿀을 1티스푼 섞거나 아침 식사 후에 마신다. 잘 씻은 레몬의 껍질을 벗긴 후 잘게 다져 샐러드, 볶음 등의 요리에 뿌려서 먹는 것도 좋다.

석류

여성 호르몬의 일종인 에스트로겐의 함유량이 높아 갱년기 여성의 노화를 늦추고 피부 탄력을 높여준다. 괜히 미녀가 석류를 좋아하는 것이 아니다.

점심 혹은 저녁 식사 전 석류 주스 1잔을 마시는 것이 좋다. 칼륨이 많이 함유되어 있어 혈압이 떨어질 수 있기 때문에 저혈압 환자의 경우에는 아침에는 마시지 않는 것이 좋다.

상추, 깻잎, 오이, 방울토마토에 두부를 한입 크기로 잘라 넣은 다음 석류 알갱이를 듬뿍 뿌려주자. 별다른 드레싱 없이도 상큼하게 즐길 수 있다. 석류를 구입하기 힘들다면 시중에 파는 석류 엑기스를 물에 희석시켜 마시자. 물 1잔에 1큰술 정도면 충분하다.

포도

포도 껍질에는 항산화 작용이 강한 안토시안과 비타민이 풍부하다. 특히 포도에는 다른 과일에 없는 이뇨 작용을 유발하는 성분이 들어 있어 노폐물을 배출하는 데 도움이 된다. 하지만 거봉이나 청포도는 당분도 많고, 칼로리도 높기 때문에 신맛이 나는 검은 포도가 낫다.

다이어트 중에는 달걀이나 닭 가슴살 등의 단백질 공급이 필수인데 동물성 단백질이 지겨워졌을 때는 포도를 먹으면 어느 정도 대체 영양분을 공급할 수 있다. 포도는 껍질에 영양소가 풍부하므로 껍질을 같이 먹는 것이 좋다.

자몽

식이 섬유가 풍부한 자몽은 이뇨 작용이 있어 탁월한 체중 감량 효과가 있다고 알려져 있다. 요즘 우리나라에서 유행하는 덴마크 다이어트의 주요 식품이다.

쓸데없는 지방이 흡수되는 것을 막아주기 때문에 육류나 패스트푸드 등으로 기름진 식사를 한 후엔 자몽 1/2개를 먹는 것이 좋다. 자몽의 쓴맛이 익숙해지지 않는다면 레드 자몽을 선택하라. 효과는 같고 훨씬 먹기 수월하다.

오렌지

비타민 C가 풍부해 피로와 스트레스가 많은 현대인에게 좋은 과일이다.

되도록 그대로 먹는 것이 좋다. 시중에 유통되는 과일 주스엔 방부제가 함유되어 있기 때문에 주스로 먹더라도 되도록 직접 갈아 마시자. 믹서를 이용할 때 얼음을 두 조각 정도 넣어주면 오랫동안 보관할 수 있다. 그리고 비타민 C는 물과 만나면 금방 파괴되기 때문에 가능하면 그 자리에서 먹는다.

가볍게 와인 한잔 할 때 안주로 활용해보자. 오렌지 2개에 양상추, 로메인, 게살을 넣어 샐러드를 만들자. 드레싱 없이도 상큼한 맛이 난다. 무조건 많이 먹는다고 좋은 것은 아니다. 하루에 1~2개, 주스로는 맥주 컵으로 1컵(240ml)을 넘기지 말아야 하며 평소 혈압이 낮거나 신장 기능에 이상이 있는 경우에는 삼가야 한다. 칼륨이 많이 함유되어 있어 혈압을 떨어뜨릴 염려가 있기 때문이다.

내 몸에 맞는 체질 개선법 찾기

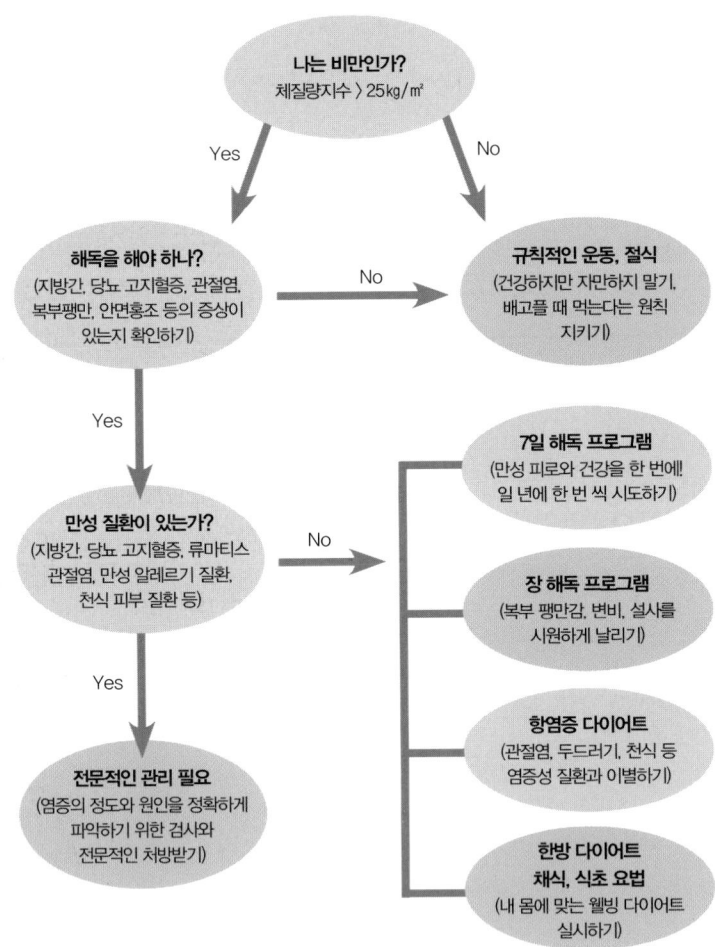

LESSON → 06

다이어트 바로 알기
다이어트에 대한 몇 가지 오해와 진실

Lesson 6 다이어트 바로 알기
다이어트에 대한 몇 가지 오해와 진실

다이어트의 진정한 목적은 단순하게 체중을 감량하거나 지방을 제거하는 것이 아니라 저장된 지방을 에너지로 이용하는 것이다. 그런데 요즘 다이어트를 한다는 사람들을 보면 단순히 미용을 위해 살만 빼려다가 오히려 건강을 해치는 일이 잦다. 잘못된 방법과 욕심 때문이다. 이번 장에서는 다이어트에 대한 몇 가지 오해와 반드시 알아야 할 진실에 대해서 알아본다.

● 지방 흡입은 비만인 사람이 해야 한다?

최근에 지방을 제거하는 지방 흡입술이 유행이다. 식사 조절과 운동은 번거로운 반면, 지방 흡입술은 한꺼번에 지방을 제거할 수 있기 때문이다. 그래서 비만인 사람만 해야 하는 것으로 오해하는 경우가 많다. 그러나 지방 흡입술이란 것이 원래 정상 체중의 사람이 국소적으로 축적된 지방을 제거해서 몸매를 만들도록 고안한 방법이다.

　사실 지방 흡입술은 비만인 사람이 하면 매우 위험하다. 우리 몸속에 있는 지방 세포는 지나친 영양을 일시적으로 저장하는 수납장과 같은 역할을 한다. 그런데 수납장을 없애면 어떨까? 집안이 항상 어지럽고 물건이 어디에 있는지 찾기도 어려울 것이다. 지방 흡입술도 같은 이치다. 인체에서 흡수된 영양소를 다 사용하지 않은 경우 탄수화물과 지방을 글리코겐이나 지방조직에 저장했다가 필요하면 다시 꺼내 쓴다. 만일 지방조직에 저장하지 않는다면 당이나 콜레스테롤(또는 중성 지방)이 혈관 속에서 증가하게 되고 결국 당뇨병이나 고지혈증, 동맥경화의 위험성이 높아지게 된다. 실제로 영국의 의학 잡지(New England Journal of Medicine, B. selma, 2004)에 과량으로 지방 흡입을 시행한 사람들을 장기간 관찰한 결과 인슐린 저항성(당뇨병의 전단계), 고지혈증과 같은 심장질환에 걸릴 확률이 높았다고 보고했다. 그러므로 당뇨병이나 고지혈증이 있는 비만 환자는 과도한 지방 흡입술은 피해야 한다.

　요즘은 지방 흡입술 외에 국소적인 지방을 제거하는 방법이 많이 소개되고 있다. 메조테라피, 고주파 지방파괴술, 초음파 지방파괴술, 살 빼는 주사로 알려진 PC(phosphatidicolin) 등이 있는데 이러한 방법도 스스로 지방을 쓰게 하는 것이 아니라 국소적인 지방을 파괴하는 방법이다. 그러므로 비만 환자에게 권장할 만한 시술은 아니다.

◉ 굶어야 한다? 원 푸드 다이어트의 불편한 진실

굶으면 살 빠진다?

맞다. 빠진다. 그리고 건강도 함께 나빠진다. 이 책에서 말하는 배고픔을 즐기라는 것은 무조건 굶으라는 이야기가 아니다. 자신이 배고픔을 느끼면서 스스로 조절하는 능력을 갖추라는 말이다. 무조건 굶다보면 일시적으로 건강이 좋아질 순 있지만 잠시뿐이다. 어느 순간 흔히 말하는 '요요 현상'이 나타날 것이고, 그러다 다시 굶고…. 그러는 동안 몸은 갈피를 못 잡다가 한순간에 무너진다.

이제까지 대부분의 다이어트 방법은 굶는 것이다. 원 푸드(One Food) 다이어트나 식욕억제제를 사용하는 약물요법 등 200가지가 넘는 다이어트 방법이 소개되고 있지만 명칭만 그럴싸할뿐, 결론적으로는 강제적으로 식욕을 억제하거나 무조건 참게 하는 방법이 많았다. 심지어 원 푸드 다이어트는 그 과일이 다이어트에 효과가 있는 것처럼 포장하지만 사실은 그 음식에 질리게 해 식욕을 억제하는 잔인한 방법이다.

◉ 비만 치료제, 과연 도움이 될까?

간혹 인터넷으로 뉴스를 검색하다보면 배너에 비만 치료제를 광고하는 것

LESSON 06/06
Be Healthy to Enjoy Your Life!

을 볼 수 있다. 저마다 기적에 가까운 효과를 내세우지만 과연 이런 것들이 효과가 있을까?

사실 비만을 치료하는 치료제들은 대부분 식욕억제제다. 이러한 식욕억제제들은 대부분 간 해독 1단계를 거쳐야 한다. 그러므로 원래 지방이 분해될 때 나오는 물질에 약물까지 더해져 간의 부담은 배가 된다. 따라서 가능하면 이런 약물은 복용하지 않는 것이 바람직하다. 건강을 지키면서 다이어트를 하려면 스스로 식욕을 조절해야 한다. 만일 조절이 어렵다면 반드시 전문의의 처방에 따르는 것이 바람직하다.

간혹 한약은 약으로 생각하지 않는 사람이 있다. 하지만 약리적 작용이 있는 물질들은 모두 간에서 해독된다. 어떤 사람들은 한약은 작용 약물이 소량이고 한약재 자체에 비타민과 미네랄이 함유되어 이를 보충하기 때문에 인체에 특별하게 해가 되지 않는다고 주장한다. 그러나 한약재는 농산물과 같다. 그해의 작황에 따라 성분이 변하고 보관 기간 중에 상할 수도 있다. 또 재배 과정에서 생산량을 늘리기 위해 사용되는 농약, 제초제 등을 제대로 관리하기란 매우 어렵다. 또한 최근에는 유통기한을 늘리기 위해 방부제까지 사용하는 것도 있다고 하니 아무리 몸에 좋다고 해도 꼼꼼히 따져봐야 한다.

다이어트에 도움이 될 만한 약물은 비타민과 미네랄이다. 하지만 이러한 것들도 철저하게 검사하고 관리된 것만 복용해야 한다. 특히 소비자가 모르는 사이 유통기한을 늘리기 위해 방부제가 사용되었는지 항상 확인하고 부패하기 쉬운 오메가 지방산 등은 철저하게 유통기한을 확인해야 한다.

⊙ 늘어진 내 배, 혹시 스트레스 살?

간혹 스트레스를 먹는 것으로 푸는 사람들이 있다. 얄미운 상사를 생각하면서 매운 낙지볶음을 먹고, 마음대로 되지 않는 업무를 생각하며 피자에 치킨을 먹는다. 몇 달 이렇게 보내고 나면 거울에 비친 모습은 이미 딴 사람이 되어 있다. 흔히 말하는 '스트레스 살' 때문이다. 과연 스트레스와 살은 어떤 관계가 있을까?

결론부터 이야기하자면 스트레스와 영양소 파괴, 해독 기능의 저하, 비만은 밀접한 관계를 가지고 있다. 사람은 살아가면서 어쩔 수 없이 스트레스를 받게 된다. 스트레스를 이겨내기 위해 에너지가 필요하며 이때 관여하는 것이 부신 호르몬이다. 그런데 만성 스트레스 때문에 부신 기능이 저하된 사람들은 부족해진 에너지를 보충하기 위해 많이 먹게 된다. 스트레스를 받으면 음식을 찾는 이유가 바로 이 때문이다. 하지만 부신 호르몬의 일종인 코티졸은 혈당만 일순간 올려 에너지를 만들어 뇌에 공급한다. 뇌는 지방 대신 주로 당을 에너지로 사용하기 때문이다. 그러므로 스트레스가 심하면서 먹지 않으면 지방이 아닌 근육이 먼저 빠져 건강에 매우 해롭다. 그렇다고 너무 많이 먹게 되면 남는 영양소들이 그대로 지방으로 축적된다. 바로 스트레스 살이다. 문제는 단순히 살만 찌는 게 아니라 지방을 활용하지 못하는 몸으로 변하기 때문에 대사량 감소, 독소 축적, 부신 기능 저하 등 여러 가지 문제가 생긴다. 그래서 단순히 살만 빼는 게 아니라 몸 전체를 살리는 해독 다이어트가 필요하다.

스트레스 살을 빼려면 무조건 '살을 빼야지'가 아니라 '내가 왜 이런 상태가 되었는가?'라는 근본적인 질문을 던져야 한다. 스트레스를 받는 원인은 무엇인지, 평소 어떻게 풀고 있는지, 식습관은 어떤지, 나아가 만성 염증이 생긴 건 아닌지, 내장 기능은 정상인지 하는 것들을 생각해보라는 이야기다. 그 다음 원인에 맞게 적절한 대처법을 선택해야 한다. 평소에 자신이 부정적인 생각을 자주 한다면 명상 등을 통해 긍정적으로 생각하는 습관을 들이고, 무의식적으로 먹고 있던 음식에 대해 다시 생각해보고 몸에 맞는 운동을 해야 한다. 그래도 스트레스 살이 잘 빠지지 않는다면 전문가와 상담을 해야 한다. 모르는 사이 자신의 몸이 병들고 있을지도 모르기 때문이다.

'몸짱'이 단순히 '몸매짱'이 아니다. 이왕 다이어트 하는 것, 몸매에만 집착하지 말고 보다 근본적인 해결책을 찾자. 스트레스도 줄이고 건강도 찾으면 금상첨화가 아닌가.

◉ 무조건 운동하라?

뇌를 주로 사용하는 현대인과 달리, 옛날 사람들은 사냥을 하거나 농사를 지어 살았기 때문에 근육에 원료가 되는 지방을 에너지로 사용했다. 이러한 시대에는 지방에 에너지를 많이 저장할 수 있는 사람이 동경의 대상이었다. 시대가 바뀌어 이제 비만은 각종 성인병과 여러 가지 사회 문제를 유발하는 암적인 존재가 되었다. 그래서 최근 운동이 더욱 강조되고 있다.

운동은 현대인들에게 필수다. 지속적으로 지방을 소비하게 해주기 때문이다. 그래서 지금 현재 자신이 건강하다고 생각하는 사람은 근육을 규칙적으로 사용하는 운동을 계속 하면 된다. 이런 사람의 근육에는 지방을 원료로 사용하는 공장인 미토콘드리아가 풍부하기 때문에 근육이 퇴화되지 않도록 운동을 해주면 지방을 에너지로 사용하는 능력이 떨어지지 않는다. 운동의 종류와 시간, 강도만 자신에게 맞게 설정하면 된다.

그러나 지방을 사용하지 못하는 사람들은 억지로 운동을 하면 오히려 해가 될 수 있다. 무조건 운동이 좋다는 생각에, 자신을 게으른 사람이라도 되는 양 쳐다보는 주위 사람들 시선 때문에 무리하게 운동을 하지는 말라는 이야기다. 지방을 에너지로 사용하지 못하는 상태에서 운동을 해봐야 안 하느니만 못하다. 육체적인 운동을 할 때 근육은 지방에 축적된 에너지를 사용해야 한다. 하지만 여러 가지 원인 때문에 지방 속에 축적된 에너지 대신 혈액,

근육, 간에 축적된 글리코겐을 에너지원으로 사용한다. 하지만 이것만으로는 턱없이 부족하기 때문에 음식을 또 먹어야 한다. 만약 이러한 사람들이 운동을 하면서 배부르게 음식을 먹으면, 탄수화물만 에너지로 사용하고 지방은 사용하지 못하고 비만이 가속화되는 것이다.

그럼 이런 사람들이 억지로 운동을 하면서 먹지 않는다면 어떤 현상이 생길까? 근육에 있는 근육 단백질(아미노산)을 당으로 전환해 사용하게 되고 결국 근육이 빠지는 최악의 사태가 발생한다.

만일 이러한 증상이 생긴다면 운동이 적합한지 고려해보는 것이 좋다. 그래서 비만 환자들은 운동량을 정할 때 신중해야 한다. 운동을 시작하기 전에 먼저 자신의 몸에서 지방을 사용할 수 있도록 준비해야 한다. 일종의 '워밍업'이다. 이후에 운동을 시작하면서 운동량을 늘려야 한다. 이 과정에서 지방분해를 방해하는 현상, 예를 들어 감기와 알레르기 질환(비염, 천식)이나 스트레스가 심한 경우는 운동을 줄여야 한다. 만일 억지로 운동을 한다면 오히려 면역력이 떨어지고 갑자기 쓰러지는 경우가 발생할 수도 있다.

운동을 할 때 분비되는 아드레날린 때문에 힘들어도 운동을 해야 마음이 안정되는 사람들이 있다. 또 주변의 "몇 주만에 몇 Kg 감량했다"라는 말에 더 조급해져서 더욱 운동에 집착하는 사람들도 있다. 심리적인 면에서나 신체적인 면에서나 '운동 중독'이다. 단기간 무리한 목표를 세우면 부작용만 생긴다. 절대 급하게 마음먹지 말고 장기 계획을 세워야 한다.

◉ 담배는 살을 빼준다?

흡연율에는 다이어트를 빌미로 한 사람들의 흡연도 한몫을 한다. '흡연=체중 감량'이라는 공식 때문이다. 말도 안 된다고 반기를 드는 사람도 있겠지만 실제로 담배를 피면 살이 빠진다고 믿는 사람들이 있다. 과연 사실일까? 결론부터 이야기하자면 이것은 애연가들의 '변명' 정도로 생각하면 된다. 오히려 담배는 비만에 취약이다.

2007년 미국의 생리학저널에 담배와 체지방 감소와의 관계를 조사한 연구 논문이 실린 바 있다. 호주의 마거리트 모리스 박사(뉴사우스 웨일스 대학)가 쥐를 대상으로 실험한 이 연구 논문의 결과는 흥미로웠다.

6일 동안 매일 4개비 분량의 담배 연기에 쥐를 노출시키고 관찰한 결과, 칼로리 섭취량은 평균 23% 줄어들었으나 체지방의 양은 변화가 없었다. 자칫하면 '담배가 식욕 억제에 도움이 되는 구나'라고 생각할 수도 있는 결과다. 하지만 담배 때문에 먹는 양이 줄어 무게가 줄어든 쥐와 그렇지 않은 쥐를 비교했을 때 체지방은 같았다. 결국 담배 연기를 쐰 쥐는 살이 빠진 것이 아니라 근육이 빠진 것이다. 사람도 마찬가지다. 근육량이 줄어들면 기초 대사량도 줄어든다. 그만큼 지방을 에너지로 활용할 수 있는 능력이 떨어진다. 또 니코틴은 부신 호르몬의 분비를 자극시켜 내장 비만을 유도해 심장질환과 당뇨병의 위험성만 커지게 한다.

'담배를 끊어서 살이 쪘다'라고 말하는 사람들이 있는데 이를 그대로 받아들인 나머지, 반대로 담배를 피면 다이어트에 도움이 된다고 생각하는 사람들이 있다. 그러나 금연 후 살이 찌는 것은 오히려 우리 몸이 좋아지는 신호다. 담배를 끊으면 니코틴 때문에 억제되어 있던 식욕이 왕성해지면서 군것질을 더 하게 돼 살이 찌지만, 이는 일시적인 현상일 뿐이다. 어느 정도 시간이 지나면 우리 몸은 금연 상황에 적응하게 되고 결국 진정한 배고픔을 즐기는 데 도움이 되므로 더욱 건강해지는 것이다.

지금 이 순간에도 살을 빼야 한다는 생각으로 담배를 피우는 사람들이 있다면 당장 끊길 바란다. 다이어트 그리고 자신의 건강과 가족의 건강에도 백해무익할 뿐이다.

| 에필로그 |

필승 다이어트!
6계명만 알면 된다

1992년 미국 국립 보건원(NIH, National Institutes of Health)에서는 다이어트의 경험이 있는 여성들이 사망할 확률을 조사했다. 이들은 기존 체중의 5~15%까지 감소했다가 다시 체중이 증가하자 다이어트를 포기한 사람들이 많았다. 연구 결과, 심혈관 질환, 간 기능 저하 등으로 사망할 확률이 다이어트 경험이 없는 사람들보다 1.5~2.8배가량이나 증가했다.

이는 흔히 말하는 '요요 현상'에 대한 경고다. 요요 현상은 감소된 체중이 증가해 다이어트 이전으로 되돌아가는 현상으로, 체지방보다는 근육이나 수분이 감소되었다가 체중 감량을 위한 꾸준한 노력이 뒤따르지 않으면 체지방이 증가하는 현상이다. 체중은 다이어트 전과 비슷하지만 오히려 근육이 줄어들고 체지방은 증가된다. 근육에서 지방을 소비하지 못하므로 조금만 먹어도 체중이 늘게 되는 체질로 바뀌는 것이다. 결국 늘어난 지방 때문에 콜레스테롤이 증가하는 고지혈증, 동맥(혈관)에 콜레스테롤이 축적되어

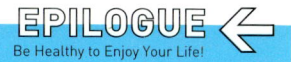

딱딱해지는 동맥경화가 발생할 수 있는 확률이 높아진다. 이러면 다이어트는 안 하느니만 못하게 된다.

몸무게는 다이어트 전으로 돌아가 버리며, 몸은 오히려 솜뭉치처럼 부실해지는 것이다. 차라리 살을 빼는 노력이 없었다면 그나마 근육은 유지했을 텐데 말이다.

성공적인 다이어트를 위해서는 철저한 준비가 있어야 한다. 건강하게 살을 빼는 것뿐만 아니라 건강해진 몸을 유지하는 것, 그것이 바로 다이어트의 궁극적인 목적이다. 요요 현상 없이 다이어트에 성공하는 사람들은 몇 가지 공통점을 가지고 있다. 지금부터 그 비법을 공개한다.

1. 자신의 특성을 철저하게 파악한다

다이어트에 실패하는 사람은 남들이 하는 다이어트를 따라한다. 누가 몇 kg을 뺐다고 하면 그 사람의 방법을 따라하고, 어느 방송에서 스타 강사가 강의를 하면 또 따라한다. 그러나 사람에 따라 개인적인 특성이 다르다. 많이 먹는 사람, 식사보다는 운동량이 문제인 사람, 식사와 운동에는 문제가 없는데 지방분해 능력에 문제가 있는 사람 등 각기 다르다. 그러므로 자신의 특성을 꼼꼼하게 파악하는 것이 매우 중요하다.

이 책에서는 자신을 파악하는 것에 대해 알아보았다. 천천히 읽다보면 몰

랐던 자신의 몸을 아는 데도 도움이 될 것이다.

2. 절대 무리하게 목표를 잡지 않는다

비록 자신이 고도 비만이라고 하더라도 절대 목표를 과도하게 세우면 안 된다. 백이면 백 실패다. 체중이 증가할 때도 보면 언덕을 오르듯이 급속하게 증가하지 않고 계단식으로 증가한다. 많이 먹고 운동을 하지 않아도 체중이 증가하지 않는 기간이 지속된다. 이때는 우리 몸에서 더 이상 체중을 증가하지 않도록 많은 호르몬과 자율신경이 작용해 더 이상의 체중 증가를 막기 때문이다. 하지만 이러한 에너지 불균형이 지속되면 더 이상 견디지 못하고 체중이 증가한다. 살이 찌는 것도 계단식으로 진행되는 것이다.

● **체중 증가 및 감소 모형**

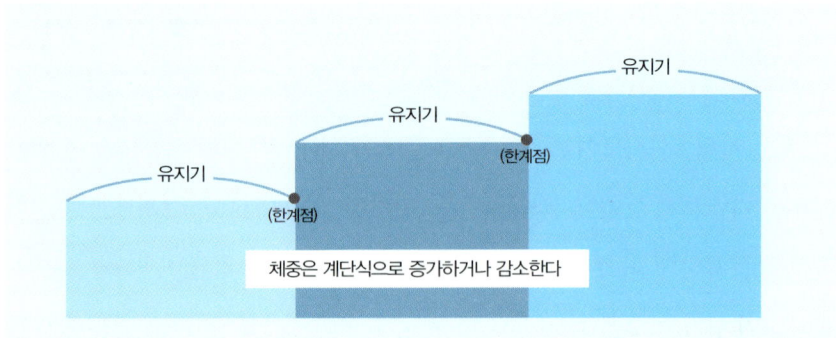

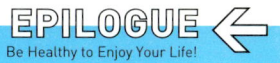

체중이 감소될 때도 같은 현상이 일어난다. 어느 정도 체중이 감소되면 우리 몸속에서 더 이상 체중 감량이 일어나지 않도록 하는 대사 활동이 일어난다. 그러면 운동을 열심히 하고, 힘들게 배고픔을 참아도 더 이상의 체중 감량이 일어나지 않는다. 다이어트에 실패하는 사람들은 대부분 이러한 고비를 넘기지 못한다. 보통 5~6kg 정도 감량 후에 노력을 해도 체중이 감소되지 않으면 포기하기 십상이다. 하지만 이 시기에도 노력이 지속되어야 다시 체중 감량이 일어나는 것이다. 1~2kg 정도의 체중만 감량해도 만족하자. 하지만 일시적인 노력에 그치지 말고 꾸준하게 노력하면 또 다른 변화가 기다리고 있을 것이다. 과체중 환자가 1년에 1~2kg씩만 감량해도 건강은 놀랄 만큼 좋아지기 때문이다. 보통 체중 감량의 1차 목표치는 체중의 5~10%정도가 적당하다. 그러니 처음부터 너무 지나친 목표를 잡는 것은 절대 금물이다.

3. 주변 환경을 정리하라

다이어트에 성공하려면 주변 환경부터 살펴보라. 자신을 살찌운 환경을 오늘부터라도 조사해보자. 군데군데 손만 뻗으면 닿기 마련인 군것질 거리, 스트레스와 우울증을 핑계로 '오늘까지만!'이라며 먹게 되는 음식들, 사람 좋다는 말 들으며 달력을 빼곡하게 채운 술 약속들, 불규칙적인 식사 습관 때문에 쓰려진 속을 달래려 찾게 되는 아침 식사용 도넛, 졸음을 없앤다는 핑계로 마시게 되는 설탕 커피, 빨리 먹고 빨리 일해야 하는 주위 환경 등 그 야말로 다이어트의 장애물이 가득한 환경이다. 하지만 환경이 변하면 자신도 변한다. 지금부터 당장 다이어트를 방해하는 요인들을 10가지 가량 적어보자. 가장 쉽게 정리할 수 있는 것부터 우선순위를 정한 후 내 몸을 위한 환경 리폼에 들어간다. 절대 바뀔 수 없을 것만 같던 것들이 서서히 정리되면서 다이어트 최적의 환경을 만들 수 있을 것이다.

4. 자기 생활의 틀에서 시행할 수 있는 것을 찾는다

너무 어려운 것에서 해답을 찾지 마라. 운동 기구를 새로 마련한다든지 거금을 들여 다이어트 식품을 구입하는 경험이 있을 것이다. 하지만 대부분 이런 사람들은 실패한다. 또 약물 요법이나 지방 흡입술처럼 수동적인 방법을 선택하는 사람도 많다. 바쁘다는 핑계로, 힘들다는 핑계로 보다 간편한 방법을 찾지만 결과는 좋지 않다. 자신의 의지가 부족하고 일반적인 방법으로 어렵다면 전문적인 진단 후에 전문적인 약물 처방이나 운동 요법을 처방받는 것이 필요하다. 하지만 가능하면 자신의 계획을 스스로 세우는 것이 더 좋다. 전문적인 관리는 건강하게 체중을 줄이고 건강을 지키기 위해서 어떤 노력이 필요한지 방법을 알려주지만, 결국 실천은 자기 몫이기 때

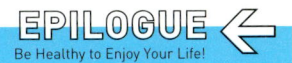

문이다. 그래서 생활 주변에서 쉽게 실천할 수 있는 '저녁은 반 공기', '가까운 거리는 걸어 다니기', '저녁 약속은 되도록 가볍게', '술자리 약속은 반만'과 같은 계획을 세워야 한다. 실천 다이어트 점검표를 만들어 매일매일 체크하는 것도 좋다.

5. 너무 복잡하게 생각하지 않는다

음식의 열량과 운동 효과 등을 일일이 체크하고 계산하고 있다면 과감히 버려라. 그런 노력이 자신을 너무 혹사시켜 다이어트를 실천하지 못하게 한다. 매일 '땀이 날 때까지 걸어보자', '만보 이상 걸어보자' 그리고 '배고플 때만 먹자'와 같이 단순한 계획을 세워라. 그래야 실천이 편해진다. 점차 자신이 세운 계획에 익숙해질 때 즈음, 단계별로 조금씩 구체적인 계획을 가미해 몸을 적응시켜 간다. 마치 태권도 단증을 따듯이 하나씩 하나씩 실천하며 나아가는 것에 보람을 느끼게 될 것이다.

6. 건강을 위해 다이어트를 한다

다이어트는 체중을 줄인다는 의미도 있지만 근본적으로는 자신의 건강을 위해서다. 적정 체중 유지는 다이어트 실천의 결과인 것이다. 그러므로 무조건 먹지 않는 것은 진정한 다이어트라고 할 수 없다. 담배나 술은 끊을 수록 건강해지지만 음식을 끊으면 죽는다.

배고픔을 즐긴다고 해서 항상 배고픈 상태를 유지하라는 말이 아니다. 포만감에 익숙해져 있던 습관을 버리고, 배고픔에 날카롭게 반응하던 뇌를 유연하게 만들어야 한다. 절대 무리하게 계획을 잡지 말고 자신의 생리에 맞게 적당하게 음식을 조절해야 한다. 방법은 간단하다. 배고플 때만 먹는 것이다.

먹는 것의 즐거움은 먹는 타이밍과 양, 종류 그리고 바로 우리의 마음가짐에서 비롯된다는 사실을 잊지 말자.

|부록|

1. 식사 다이어리 – 식사 습관 체크

🔵 배고픔 지수표

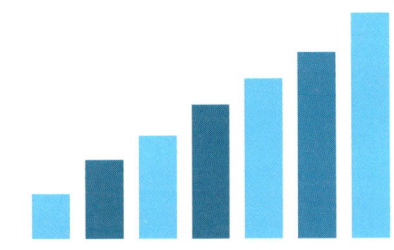

0 (3끼 정도 굶은 상태)
1~2 (아주 배가 고픈 상태)
2~3 (배고픈 상태)
3~4 (배고픔만 사라진 상태)
5~6 (조금 더 먹을 수 있는 상태)
7~8 (후식까지 먹을 수 있는 상태)
9~10 (거북해서 더 이상 먹을 수 없는 상태)

🔵 식사 다이어리 작성 요령

1) 달성 여부를 체크하세요.   2) 섭취한 음식의 종류를 쓰세요.
3) 달성과 미달성의 횟수를 쓰세요.   4) 자신의 일일 식사 다이어리를 평가해 보세요.

배고픔 지수 1~2에서 음식을 섭취하고 5~6에서 멈췄다 → **달성**
배고픔 지수 3~8에서 음식을 섭취하고 7~10에서 멈췄다 → **미달성**
평가 : 달성이 6개 이상 → 양호 / 4~5개 → 식단 조절이 필요함 / 4개 미만 → 식단 조절이 시급함

🔵 식사 다이어리(예시)

	배고픔 지수(식전)	배고픔 지수(식후)	식단
아침	달성 / 미달성 *달성여부를 체크하세요!	달성 / 미달성	쌀밥, 된장국, 생산 구이, 김치 *섭취한 음식의 종류를 쓰세요!
점심	달성 / 미달성	달성 / 미달성	새싹 비빔밥, 조갯국, 깍두기
저녁	달성 / 미달성	달성 / 미달성	냉면, 삼겹살, 소주, 상추, 콩나물 무침
간식	시간: 달성 / 미달성	달성 / 미달성	커피, 과자(비스킷)
평가	달성 : 5회 미달성 : 3회 *달성과 미달성 횟수를 적으세요		결과 : 식단 조절이 필요함 *하루 식사를 평가해 주세요!

2. 운동 다이어리 - 운동량 체크

● 운동별 소모 칼로리 표(1시간 기준)

	운동 - 몸무게	55	65	75	85
생활 속 운동	잠자기	60kcal	72kcal	81kcal	90kcal
	TV 보기	60kcal	72kcal	81kcal	90kcal
	계단 내려가기(30분)	153kcal	183kcal	225kcal	255kcal
	계단 올라가기(30분)	438kcal	516kcal	588kcal	663kcal
	대중교통 이용 (서 있을 경우)	150kcal	182kcal	202kcal	227kcal
	산책	194kcal	230kcal	262kcal	298kcal
유산소 운동	빨리 걷기	290kcal	345kcal	397kcal	450kcal
	자전거	327kcal	385kcal	442kcal	501kcal
	조깅	508kcal	585kcal	675kcal	765kcal
	줄넘기	460kcal	546kcal	622kcal	705kcal
	배드민턴	315kcal	370kcal	427kcal	484kcal
	수영	424kcal	500kcal	577kcal	654kcal
무산소 운동	윗몸일으키기(10분)	77kcal	92kcal	110kcal	125kcal
	팔굽혀펴기(10분)	38kcal	46kcal	57kcal	65kcal
	아령 들기(10분)	30kcal	36kcal	41kcal	47kcal
	앉았다 일어나기(10분)	74kcal	88kcal	100kcal	114kcal

※개인별 기초대사량에 따라 다를 수 있음

● 운동 다이어리 작성 요령(위의 운동별 칼로리 소모량 표를 참고해 다음과 같이 작성하세요)

1) 운동을 한 장소를 쓰세요.
2) 본인이 느끼는 강도를 강, 중, 약으로 표시하세요.
3) 시간과 횟수를 쓰세요.
4) 총 소모 칼로리를 쓰세요.
5) 1)~4)를 종합해 보완점을 쓰세요.

● 운동 다이어리 (예시)

운동	장소	종류	강도			시간/횟수	칼로리 소모
			강	중	약		
생활 속 운동	-	청소하기				-	kcal
	회사	계단 내려가기		○		-	100 kcal
	-	계단 올라가기				-	kcal
	버스	대중교통 이용			○	-	200 kcal
	-	산책				-	kcal
유산소 운동	동네 공원	자전거 타기	○			30분	180 kcal
	-	수영				-	kcal
	-	배드민턴				-	kcal
	동네 공원	조깅	○			20분	190 kcal
	-	빠르게 걷기				-	kcal
무산소 운동	집	앉았다 일어나기		○		10분/35회	88 kcal
	집	팔굽혀펴기		○		10분/40회	46 kcal
	-	윗몸일으키기				-	kcal
	-	아령 들기				-	kcal
총 칼로리 소모							804 kcal
보완		유산소 운동의 시간과 강도를 높여야 함					

● 섭취량과 운동량을 비교하는 방법

1) 나의 기초대사량은 얼마일까?
 – 기초대사량 : 생명을 유지하는 데 필요한 최소한의 에너지
 – 계산법 *Harris-Benedict Equation(B.E.E) 방법 기준
남자 66.47 + (13.75 x 체중) + (5 x 키) – (6.76 x 나이), 여자 655.1 + (9.56 x 체중) + (1.85 x 키) – (4.68 x 나이)

2) 나의 평균 소모 칼로리는 얼마일까?
 – 계산법 *BMR(Basal Metabolic Rate)지수 기준
  평균 소모 칼로리 = 기초대사량+활동대사량+소화대사량
  활동대사량 → 기초대사량 x 50/100 소화대사량 → 기초대사량 x 17/100

3) 나의 잉여 칼로리 계산법
 – 계산법
  잉여 칼로리 = 섭취 칼로리–평균 소모 칼로리+운동 소모 칼로리
  → 잉여 칼로리는 지방에 축적되기 쉬우므로 섭취량과 운동량 조절을 통해 줄이는 것이 좋다.

한언의 사명선언문

Since 3rd day of January, 1998

Our Mission — 우리는 새로운 지식을 창출, 전파하여 전 인류가 이를 공유케 함으로써 인류 문화의 발전과 행복에 이바지한다.

— 우리는 끊임없이 학습하는 조직으로서 자신과 조직의 발전을 위해 쉼 없이 노력하며, 궁극적으로는 세계적 콘텐츠 그룹을 지향한다.

— 우리는 정신적, 물질적으로 최고 수준의 복지를 실현하기 위해 노력하며, 명실공히 초일류 사원들의 집합체로서 부끄럼 없이 행동한다.

Our Vision   한언은 콘텐츠 기업의 선도적 성공 모델이 된다.

저희 한언인들은 위와 같은 사명을 항상 가슴속에 간직하고
좋은 책을 만들기 위해 최선을 다하고 있습니다.
독자 여러분의 아낌없는 충고와 격려를 부탁 드립니다.
• 한언 가족 •

HanEon's Mission statement

Our Mission — We create and broadcast new knowledge for the advancement and happiness of the whole human race.

— We do our best to improve ourselves and the organization, with the ultimate goal of striving to be the best content group in the world.

— We try to realize the highest quality of welfare system in both mental and physical ways and we behave in a manner that reflects our mission as proud members of HanEon Community.

Our Vision   HanEon will be the leading Success Model of the content group.